形色面诊

小病早预防，大病来不了

阎金海 郭辉 赵冀生 薛瑞芝 于虹◎编著

天津出版传媒集团

天津科学技术出版社

图书在版编目 （CIP） 数据

形色面诊/阎金海等编著. —天津:天津科学技术出版社，1994.3（2021.11重印）

（一分钟自我诊病丛书）

ISBN 978-7-5308-1452-9

I.①形… II.①阎… III.①色诊 IV.①R241.24

中国版本图书馆CIP数据核字(2004)第022479号

责任编辑：张建锋
责任印制：兰 毅

天津出版传媒集团
天津科学技术出版社 出版

天津市西康路35号 邮编 300051
电话(022)23332402
网址：www.tjkjcbs.com.cn
新华书店经销
三河市元兴印务有限公司

开本 710×1000 1/16 印张 15 字数 77 000
2021年11月第1版第8次印刷
定价：39.80元

编者的话

中医诊病的方法，主要有四种，即望诊、闻诊、问诊、切诊。望诊，即医生用肉眼直接观察病人形体的神色形态变化。祖国医学通过长期大量的医疗实践。逐渐认识到人是一个有机整体，局部的病变，可影响到全身；内在脏腑气血有了病变，也必然反映到体表。因此，观察病人外部的异常，就可测知人体内部的病变。即《内经》所言"视其外应以知其内脏，则知所病矣。"又如元代著名医家朱震亨所说："欲知其内者，当以观乎外，诊于外者，斯以知其内。盖有诸内，必形诸外。"

人体之头部，位置最高，最为显著，它是五体之尊，百骸之长，内藏脑髓，为元神之府，诸阳之会。根据中医脏象学说的理论，内在之五脏，各与外在的五官九窍相连。官窍是人体与外界相互联系的通道。所谓五官，系指鼻、眼、口、唇、舌和耳，它们是五脏与之相连的感受器。七窍，系指头面部的七个孔窍，即两只眼睛，两只耳朵，两个鼻孔和口。五脏的精气通于七窍，头面部能直率地反映身体的状态。因此，每当人体有了潜伏的病症时，头面部就会相应地出现一些变化，探知其发生的病变，及早采取措施，或者从速就医，便可有趋吉避凶之效。正如《望诊遵经》所说："将欲治之，必先诊之。"总之，望诊是医者接触病人最初的感性认识，往往由此而获得信息，以便进一步寻求其他临床资料，通过分析判断而明确病情，古人用"望而知之是谓神"来强调望诊在中医诊法中的地位。

我们在本书中就是运用中医的望诊知识，通过人的眼睛观察人体面部的形色变化以及头、眼、鼻、耳、口、唇、齿与龈、咽喉的正常形色和病色来诊断疾病。它深入浅出地介绍给读者一些这方面的知识。

全书共九个部分。在每一部分中，我们先提纲挈领地介绍面部各器官的正常机能和形色，然后从征入手以征讲病，以病说征。使读者能够在很短的时间内掌握自我诊病的知识。并能较准确地通过自身面部的形色变化来判断疾病，进行自我诊断，在可能的情况下，也能为别人诊病。

我们希望这本小册子的出版与发行能扩大读者对人体自身的认识范围，成为维护日常身体健康的有益资料，有利于增进家庭幸福和欢乐的人生。

编 者

目录

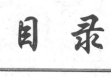

Chapter 1

第一章

望头诊病

Chapter 2

第二章

面形色诊病

Chapter 3

第三章
望眼诊病

Chapter 4

第四章
鼻形色诊病

Chapter 5

第五章
望耳诊病

Chapter 6

第六章
望唇诊病

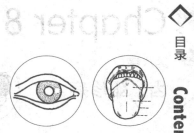

Chapter 7

第七章
舌诊

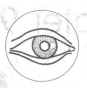

Chapter 8

第八章
齿、龈诊病

  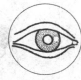

Chapter 9

第七章
咽喉疾患

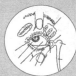

头，又称"首"，居人体的最高位，主理人的思维活动，是人体的总司令部，为五体之尊，百骸之长。

中医学认为：人身十二经，三百六十五络，其血气皆上于面而走空窍，所以头为"诸阳之会"。头内有脑髓，为肾所主。肾主骨生髓，髓通于脑，"脑为髓之海"。颅骨和脑髓的生长发育，全赖肾精充养。肾精不足，则可导致颅脑生长发育障碍。头为精明之府，是精神所居之处，某些属于心神方面的功能和病变，实质上就是指脑的功能和病变。头发秉肾气及气血的充养，故发为血之余、肾之华。

据《黄帝内经》和古医书记载，头之骨部皆大者多寿，骨部皆小者多夭。面貌平博广大，天庭饱满，耳垂肥厚，是为寿相，有病易愈；反之，面貌窄小，五官不辨，耳垂难见，则主夭殃。

人的头面部有五官七窍，与外界相通，易遭受外邪的侵袭；头部与身体各脏腑都有着密切的联系，脏腑的精气皆上荣于头，因此，头部的病变可以影响到脏腑，脏腑的病变也可以从头部反映出来。诊头不仅可以诊查头的局部病变，而且可以测知与其相关的脏腑的疾病。可见，观察头的形态和头发的形色，可以帮助我们了解脑，肾及气血的盛衰。

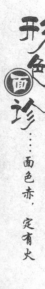

（一）头颅畸形

　　头颅的形状、大小，小儿囟门的关闭迟、早，常为某些疾病的特征，尤其对于婴幼儿颅骨发育尚未完成的时期，观察头颅有无畸形，可以了解小儿的发育及颅脑是否正常。

1. 头形过大

　　小儿头形过大或增长过速是脑积水的表现。

　　小儿的头围测量，可用布带尺从双眉上方，通过头后枕骨隆起绕头一周。从出头到28天的新生儿头围约为34厘米；6个月时约42厘米；1周岁时约为46厘米；2周岁时约为48厘米；4周岁时约为50厘米；到10岁时约为51厘米。成年男性约为51～58厘米；成年女性约为50～57厘米。

　　乳婴儿头颅及前囟门进行性增大，骨缝分离，头皮血管怒张，额大面小，眼球向下呈落日状，是脑积水。

　　如果用手敲一下头部，呈破瓮声。由于头大沉重，婴儿的头不能正常竖立。

　　这种病除先天发育不良外，多是由于脑部损伤、感染或肿瘤，脑脊液分泌与吸收失去平衡，以致脑脊液量过多所引起。

　　观察婴儿头形，早期诊断，对治疗很有意义。如果患了化脓性、结核性脑膜炎，要彻底治疗，以免再感染引起脑积水。

2. 头形过小

　　小儿头围达不到正常标准，属于头形过小。出生时头围仅30厘米左右，最后增长也超不过42厘米，称为头小畸形。这是未出生前胚胎时脑发育不全所致。除和家族遗传有关外，非遗传性的胎内原因，主要是怀孕早期放射性照射及胎内感染。家族性者头小，并前额狭小，顶额坍斜，鼻大，鼻梁凹，耳常大而异形，小颏后缩。这种先天的头小畸形的婴儿智能严重落后，可有抽痉发作。

生后因脑部感染或外伤而影响脑发育的婴儿，头围也较小，但程度不如头小畸形，也没家族遗传的因素。

3. 方头

如果少儿额部前凸，颞部向两侧凸出，头顶部扁平，整个头顶部四方形，称为方颅，也称方头。

这是由于骨组织缺钙质软，受压时向四周凸出，产生的畸形。医学上认为是维生素D缺乏性佝偻病。若用手按压头顶，有乒乓球感。小儿还可能有夜啼、多汗、食欲减退；因摇头擦枕而出现一道落发圈；易患呼吸道感染，常伴贫血。

方头的小儿应在医生指导下服用维生素D，进行日光浴等。日光中的紫外线能促使维生素D的转化，所以日光浴是获得维生素D，预防维生素D缺乏的好方法，孕妇、哺乳母亲和婴儿都宜经常进行日光浴。

（二）囟门异常

新生儿的头骨还未发育完全，和成人的不同，在头顶各骨之间还存在着结缔组织膜，称为囟。头中央靠前面的囟呈菱形，称为前囟，约在出生后12～18个月时闭合，靠后面的呈三角形的后囟，在出生后2～4个月内闭合。囟门在闭合前，当颅内压力升高，如颅内感染时就膨隆；而在颅内压力减低时，如明显脱水则下陷。所以检查婴幼儿囟门的情况，有助于某些疾病的诊断。

形色青主寒痛，面色泽气血充。

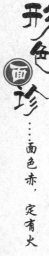
1. 囟门下陷

婴幼儿囟门显著下陷，甚则如坑，伴见面色萎黄，神气惨淡，四肢不温，称为"囟陷"。

囟陷除先天不足，发育不良，脑髓不充的原因外，多是由于呕吐、泄泻损伤津液，或脾胃虚寒，气血不足所致。治疗宜用温肾健脾的方药，如人参、白术、茯苓、附子、肉桂等。

在6个月以内的乳儿，囟门微陷，不作病态论。

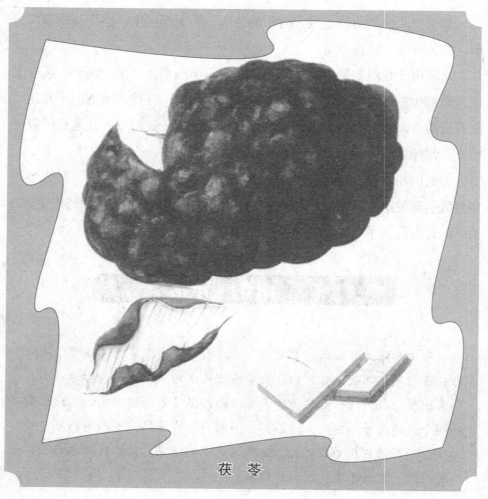

茯苓

2. 囟门凸起

小儿囟门突起如堆，称为"囟填"。有属于火气上炎的，按之浮软，伴有面赤唇红，宜用清热解毒类的方药，如犀角、黄连、青黛、大黄等。也有属于寒气凝滞的，按之较硬而无热，手足指冷，可用温补脾肾的附子理中丸。

小儿哭闹时，情绪激动，囟门暂时突起者，属于正常。

3. 解颅

小儿头颅骨缝分裂，前囟扩大不能闭合，称为"解颅"。

因先天胎气不足或病后肾气亏损，不能养骨生髓，脑髓不充，所以头缝开解不合。常伴有头颅明显增大，头皮光急，青筋暴露，目睛下垂，白多黑少，犹如落日，颈骨细弱，不能支持，发育落后，神情呆滞。治疗宜用补肾生髓的方药，如人参、黄芪、当归，熟地、白芍等。

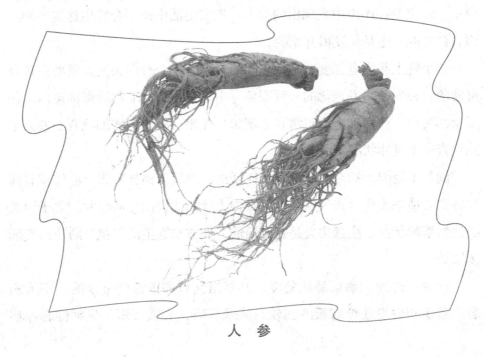

人　参

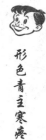

形色青主寒痛，面色泽气血充。

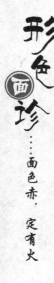

（三）头发异常

　　头发有保护头部的作用。青春秀发会使人们有英俊潇洒的感觉。不同的人种，头发的颜色不同，中国、日本等大多数亚洲人的头发都是又黑又直的。

　　中医学认为，肾之华在发，血之荣以发，发为血之余。健康人发黑浓密而润泽，是肾气充盛的表现。大病久病之后，头发脱落而稀疏，多为气血亏损，头发失荣。另外，也有些人因精神紧张或营养不良而出现头发早白、发黄、干枯、稀疏、脱落等情况。

1. 白发急剧增加

　　中国历史小说中曾经有伍子胥过昭关，一夜愁白了头的故事。说的是伍子胥为不能闯出关去，思想极度紧张和情绪忧愁，一个晚上头发全部变白了。这仅是在小说中表现出的故事，现实生活中是不会发生这类事的，因为白发的产生是从发根开始的。

　　一个晚上头发全部变白是不可能的，但是一个月内头发大量增白是有可能的。白发是头发老化的一种现象。中老年人头发非常缓慢地斑白，甚至全部变白，属生理上的正常衰老现象。如果白发急剧增加就有必要去医院检查一下身体状况。

　　倘若不是因大病之后而白发迅速增加，则属于精神紧张，应该试着通过转变心情来改变紧张气氛。如果身强力壮的丈夫出现了白发，妻子要关心他的精神状况，注意丈夫是否有烦恼，调节家庭生活气氛，防止白发继续增长。

　　青少年白发，如果是从父母，乃至祖父母那里遗传下来的，不为病态。若少年白发还伴有腰酸腿软，头晕耳鸣，心慌气短，失眠健忘等症状，一般多因疾病引起，以肾阴肝血不足为主要原因。治疗宜用滋阴养血，补益肝肾的方药，如何首乌、菟丝子、杜仲、女贞子、生地黄等。或用有乌须发作用的一味生何首乌粉常服。桑葚、黑芝麻也是很好的乌发食疗之品。

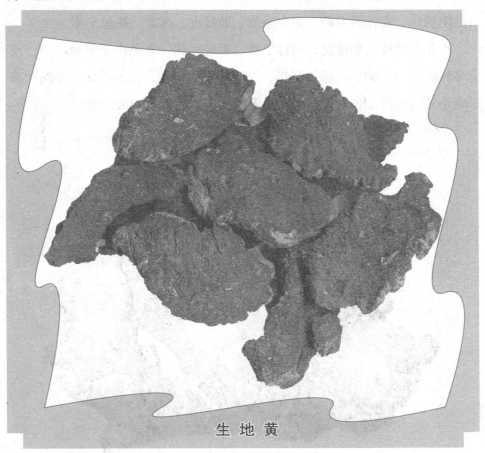

生 地 黄

2. 发黄稀疏干枯

中国各民族的发色，大多是黑褐色和黑色。头发的颜色是由细胞内的颗粒状黑色素决定的，黑色素量越多，则头发越黑。人的头发里含有角质蛋白、少量的水和脂肪，及很多种金属元素。人的头发的颜色光泽与它所含的物质的多少也有一定的关系。

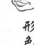

形色青主寒痛，面色泽气血充。

久病、体虚或饮食营养不良，精血不足，头发常常变黄、稀疏、干枯，面容憔悴。假如头发枯黄不泽，稀疏而细软，尤其是头顶及两鬓较甚，伴有头晕眼花，腰膝酸软，男子阳强易举，遗精；女子经少经闭，多由房事过度，或过服温燥的补品补药，耗伤精血，火炎血燥所致。治疗宜用滋阴清热、安神的方药，如生地黄、地骨皮、远志、菟丝子等。

小儿头发稀黄如穗结，身体消瘦，肚膨膨胀，多是由于喂养不当，或因多种疾病的影响，使脾胃受损，气液耗伤的疳积，营养不良。本病严重影响小儿的正常生长发育。应在医生的指导下治疗及调摄饮食。

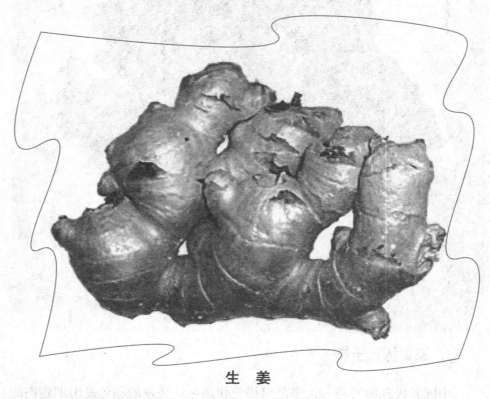

生　姜

3. 头发急剧脱落

发为血之余，一般脱发属于血虚，伤寒（一种肠道传染病)等大病后多脱发，也是气血亏损所致。而营养不良，精神紧张又是造成气血亏损的原因。

　　人们常发现，入秋之后头发容易脱落。从医学上讲，头发掉落的大部分原因是营养不良。尤其在夏天，气候炎热，食欲减退，头发得不到充分营养，因此到了秋天就出现脱发。如出现与季节无关的大量脱发，需要检查饮食是否恰当，注意加强营养，脱发自会减少。

　　如大量的脱发集中在一处，呈圆形，脱发处毛孔明显，和正常头皮的界线分明，称为"斑秃"。俗称"鬼剃头"。是说掉了头发不知不觉，又突然发生，常由别人发现。大都是由于精神紧张造成自律神经失调引起的。如有些大学生考试期间加班加点，拼命念书复习功课，早晨醒来即突然出现了"鬼剃头"。这是由于精神紧张造成头皮血管营养不良，血管管辖区域的发根枯萎，形成"斑秃"。这种脱发不是永久性的，可以治愈。如果脱发产生的原因——精神紧张依然存在，则脱发也难以治愈。因此，要治疗斑秃，关键在于切断脱发的根源。中医学认为这种脱发是血虚受风，内服养血祛风的药物，如羌活、天麻、白芍、当归等，外用生姜搽擦，效果更好。

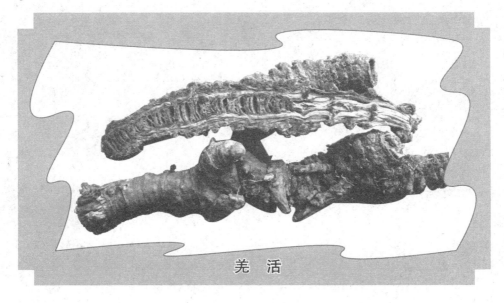

羌　活

形色青主寒痰，面色泽气血充。

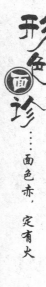

4. 头屑增多

头皮屑的多少是健康与否的标志。所谓头皮屑，是指头皮表面落下来的碎屑，如不经常洗头，就会出现这种情况。出现头皮屑不是疾病，而是头皮的新陈代谢。皮肤每天都有新的细胞出现，老的细胞死亡。头上长有很多头发，由于头屑容易黏化在头发根上不爱脱落，所以不经常洗头，就会出现头屑。凡新陈代谢活跃的人头皮屑也多，这是身体健康的证据。

经常洗头，按摩头皮，少吃辛辣刺激性的食物，在头发上搽些发油来润滑表皮，可以抑制过多地产生头皮屑。假如洗头次数过多，如每天洗头，使用碱性较大的肥皂，则又会使头皮干燥，头皮屑反而过多。

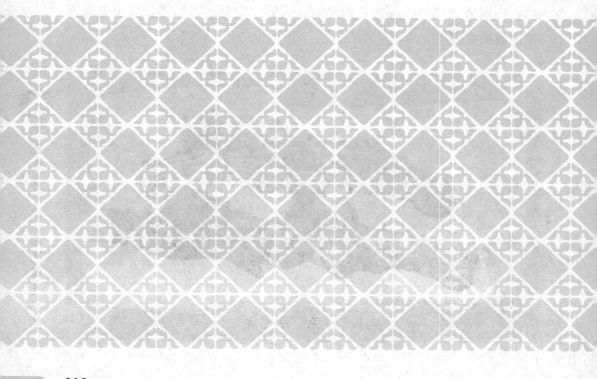

面形色诊病

—— Chapter

02

　　人的面色在一定程度上能够反映出身体的健康状况。通过望面还可以看出一个人的年龄和心态。

　　清代陈士铎在《石室秘录》中说："看病必察色，察色必观面，而各有部位，不可不知。"从面部观测疾病，主要是观察面部的颜色与光泽。颜色就是色调的变化，光泽则是明度的变化。古人把颜色分为五种，即青、赤、黄、白、黑。不同的颜色反映着不同的病症，而润泽情况则反映着机体精气的盛衰。

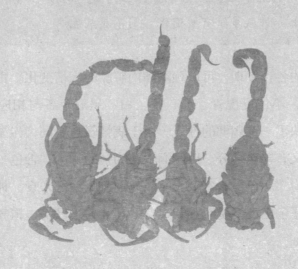

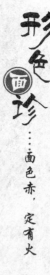

（一）正常面色

　　面色常色是指人在正常生理状态时面部的色泽，表示人体精神气血津液的充盈与脏腑功能的正常。由于精气内含，容光外发，所以正常人的面色应是光明润泽。中国人属黄种，正常人面色是红黄隐隐，明润含蓄。这就是有胃气、有神气的常色。所谓有胃气，即隐约微黄，含蓄不露；所谓有神气，即光明润泽。由于体质禀赋的不同，有人可能偏红、偏白、偏黑或偏黄；由于生理活动的变化，有时面色可能偏青、偏白、偏红等，这些均属于正常面色。

　　一般健康的人脸色显得明快而红润，生气勃勃，而患病的时候，则失去朝气。

（二）异常面色

　　异常面色是指病色，即人体在疾病状态时的面部色泽，可以认为除上述常色之外，其他一切反常的色泽都属病色。但是，如饮食、赶路、七情等一时的影响，或因职业、工作关系少见阳光，或久经日晒，以及风土、种族等而有所变化，则不属病色。

　　根据病色的各种表现，可以预测体内脏腑的病情变化。古代医家根据大量临床经验，不仅发现青、赤、黄、白、黑五色各与相应脏腑病变有关，而且也反映了一定病邪的性质。由于病情轻重不同，光泽也有不同变化，所以病色又有善恶之分。以明润含蓄为佳的称为"善色"；若面色憔悴、枯槁，称为"恶色"。善色表明虽病而脏腑精气未衰，神气仍旺，预后多属良好。恶色出现便说明脏腑或有败坏，胃气已竭，精气大亏而神已衰，多预后不佳。善色与恶色在一定条件下互相转化，透过善色恶色的转化现象，能诊断病情的趋势。由善色转恶，是病情加重，由恶色转善，则是病有转机，可能好转痊愈。

从脸色和面部的光泽，除可以识别出有无疾病，或病情的轻重之外，在某种程度上还可以判断出病在哪个部位。也就是说，有些疾病是可以表现在其特有的脸色和表情上的。

望面色对于小儿比成人更为重要。乳婴儿不会言语，年龄较大的小儿亦往往不能正确诉说病情，医生们常常从其脸色、脸的光泽和表情上，就大致可以判断出其所患疾病的轻重程度，并对症下药。比如，小儿患重病，脸色就会缺少生气，显得憔悴。但有的时候也会遇到虽有高热，并有剧痛，但精神却仍然比较好的情况，这种时候就不必惊慌失措。特别是在夜间遇到婴幼儿患病时，可以根据其脸色的光泽和表情的情况，判断是要迅速带其找医生就诊，还是可以等到第二天清晨再说。

1. 面色红赤

赤色主热。赤甚为实热，微赤为虚热。由于有热，血行加快，络脉血液充盈，血色上荣，所以面色赤红。

凡剧烈运动后，或酒、浴之后，或激动、羞愧之时出现面红耳赤，不作病色，女性怀孕无病，面色红润，左脉大者多男胎。

女性在诊察时，如化过妆，医生就难以正确判断，所以在去医院前要洗净脸，保持原色，以便接受医生的检查。

【满面通红】

①外感发热，常见于急性热病，如感冒发烧，大叶肺炎。

②胃热，常见面色潮红如醉。

③暑热，面赤，为满面鲜红而汗多。面赤潮热谵语，为实热壅结于肠胃，大便干结不通。面赤咽干，咳嗽痰黄者，为热嗽。

形色青主寒痰，面色泽气血充。

④煤气(一氧化碳)中毒：面部及口唇、眼睑黏膜呈樱桃红色，常伴有头晕、乏力、心悸、呕吐、神志不清、昏迷等症状。要立即送往医院，输入氧气抢救。

【两颧潮红】

①虚热证：红色娇嫩，午后或入夜低热，有热自骨内向外透发的感觉，盗汗、属阴虚火。

②实寒假热证：面色苍白，却时而泛红如妆，嫩红带白，游移不定，而手足冷，多见于久病、重病，是虚阳上浮的真寒假热的危重证候。

③颧红唇赤，午后或傍晚低热，体温常在37.5℃～38℃之间，提示为肺结核。

【两颧紫红】

①口唇轻度紫绀，也就是紫蓝色，表示患有风湿性心脏病二尖瓣狭窄。如果孩子脸色、口唇一直是紫色，特别是哭闹时更为明显，剧烈运动后喜欢蹲下，可怀疑患有先天性心脏病。因此，一看到脸色稍有紫色，要想到这可能是心脏病、瓣膜病、肺心病等疾病的征兆，应去医院进一步检查。

②鼻旁、两颊出现蝴蝶形红斑，应考虑是否为红斑性狼疮，要去找医生检查治疗。

2. 面色苍白

白色为气血不荣之候，其主虚证、寒证、脱血。由于耗气失血，气血不充，或寒凝血涩，络脉收缩，皆可导致面呈白色。

面色淡白，多为气虚；㿠光浮肿，或苍白，多为阳虚若急病中突然面色苍白，伴冷汗淋漓，多为阳气暴脱。面色白而无华，或黄白如鸡皮者，为血虚或失血。面色㿠白，身体紧缩，喜盖厚被，为寒症。里寒的剧烈腹痛，外寒的恶寒战栗，也可见面色苍白。

【一时性面白】

　　有的人无任何疾病，有时也会出现面色苍白的现象。例如：在十分恐怖的时候，心突突跳，面色可能变得苍白。有的人在极其兴奋时，面色也会变得苍白。然而，这些情况都是一时性的，可以不必担心。

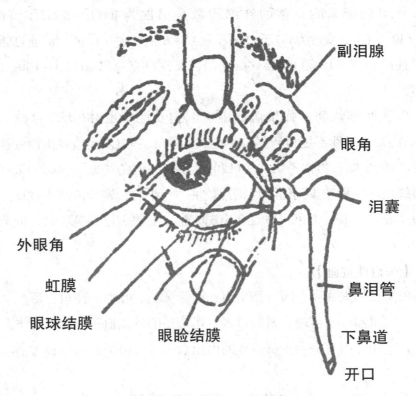

图1　从结膜颜色判断是否贫血

【贫血面白】

　　凡有贫血症状，在一般情况下，脸色都显得苍白。而随着贫血程度的加重，脸色还可能变成土色。不过，人的脸色本来就各有不同，有人发白，有人发黑，形形色色。特别是经过日晒的脸色，即使贫血也难以判断。皮肤本来就白的人，即使不贫血，也显得像贫血似的。遇到这种情况，翻开当事者的眼睑内的结膜(眼皮内面)，就可以判断出其贫血与否。

形色青主寒痛，面色泽气血充。

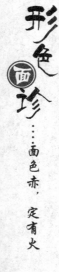

如果是脸色苍白，而结膜却仍有血色，那就算不上是贫血了。睑结膜苍白则为贫血。这是最简单的望诊检查方法。除此而外，还要采用测定红细胞和血红蛋白的数量，或查看血液中其他成分短缺与否等方法。这样，很快就可以判断是否真正贫血或贫血的程度了。

一般健康人的正常的红细胞数是男性为400万～550万，〔(4.0～5.5)×10^{12}／L〕，女性为350万～500万〔(3.5～5.0)×(10^{12}／L)。)而血红蛋白量在男性约12克～16克(120～160g／L)，女性11克～15克(110～150g／L)为正常。

现代医学认为，如果血液中红细胞女性不足350万个，(3.5×〔10^{12}／L)，〕男性不足400万个，(4.0×10^{12}／L)：血液中血红蛋白女性不足11克(110g／L)，男性不足12克(120g／L)时，就是贫血了。而如果红细胞和血红蛋白的量减少到还不足正常数量的一半时，则构成严重贫血。脸色就会从苍白发展到土色，并且会出现眩晕、心跳、浮肿等症状，成为一种疾病。

【失血性贫血】

最常见的失血有：因外伤出血；因流鼻血、吐血、便血、流产、宫外孕、子宫肌瘤、子宫癌、月经过多、痔疮等的外出血；因患胃及十二指肠溃疡，或团体内有寄生虫所造成的内出血等等。由失血而造成贫血，其面色苍白。

女性需要了解和注意的是，在子宫的肿瘤中以子宫肌瘤为最多见。一般患子宫肌瘤时，月经量会增多，由此也可能因失血较多造成贫血。所以中年女性如出现脸色不好，月经增多并有眩晕、心慌等症状时，应考虑是否患了子宫肌瘤。应速到医院检查，以免耽误疾病的治疗。

对这种失血性贫血，止血为首要的法则。应根据引起出血的不同原因和部位，灵活运用止血、补血或活血化瘀的治疗方药。最好请医生治疗。

【恶性贫血症】

人的血液是由骨髓制造的。红细胞的寿命约达120天(4个月)。如果骨髓出现问题，红细胞的生成就必然减少，在这种情况下，如不给以输血，很快就会发展到严重贫血的程度。在医学上把这种贫血叫做再生障碍性贫血，属恶性贫血症。它的表现有：脸色苍白、头痛眼花、心慌气短、流鼻血、口腔感染等症状。要诊断这种病除化验血液外，还要测定骨髓有无疾病，需要直接进行骨髓穿刺检查。

人体造血所必需的营养成分包括氨基酸、铁、维生素B$_{12}$、叶酸等。其中由于维生素B$_{12}$的不足而引起的贫血，也称为恶性贫血。维生素B$_{12}$虽然可以在胃中被吸收，但是，如果胃液的分泌与胃酸的分泌减少，B$_{12}$的摄取量也要减少，这样可能造成恶性贫血。在患胃溃疡或胃癌而行胃切除手术后，也会因B$_{12}$的不足出现贫血的现象。这种时候的症状是，舌头发痛、起泡、舌面发红。

这种恶性贫血在中医学属于"虚劳亡血"病，治疗宜滋补肾阴，填精生髓；温肾益髓，健脾益血，选用归芍地黄丸或人参养荣丸等。

【缺铁性贫血】

在因血液的营养成分不足而致贫血的病人中，多数是由于铁元素的不足，叫做缺铁性贫血。特别是学龄期儿童以及妇女妊娠期而造成的贫血，几乎都是由于体内铁元素含量不足所造成的。

红细胞中的血红蛋白是铁和蛋白的结合物。缺铁性贫血与日常的饮食关系很重要。有些因长期饥饿而贫血，面如土色不难理解。可是有些生活条件较优越家庭中的儿童为什么也患贫血呢?主要是喂养不当，营养失调。小儿的正常生长发育，有赖于合理的喂养。若因母乳不足，或过早断乳，未能及时给以辅食，可引起营养量的不足，另一原因是父母过于溺爱，缺乏一般的营养知识，如食物品种的单调，以及随意妄投具有高营养的滋补食品，或养成偏食的不良习惯，产生厌食、挑食，导致营养成分的不足。

怀孕后母体的营养将被胎儿所剥夺，特别是到胎儿发育旺盛的妊娠后半期，总是容易出现贫血的现象。在怀孕后，月经就会停止，这本来已可

形色青主寒瘀，面色泽气血充。

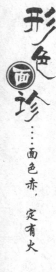
以避免贫血状况的出现，但是由于有的孕妇忽略了胎儿存在的因素，未能摄取足够的营养，尤其是铁和蛋白，所以也还会出现贫血。为避免这种情况的发生，孕妇应经常检查血液中的成分，测定铁质是否充足，不要发现脸色苍白了才想到可能是贫血。

缺铁性贫血病人应在医生指导下服用铁剂药物或补益气血的中成药，如：硫酸亚铁、归脾丸等。注意调整食物，宜多食含铁量丰富的食物，如：肉类、猪肝、蛋黄、黄豆、菠菜、黄花菜等。婴幼儿食用牛乳，因其中含铁量少，要适当补充含铁量多的辅助食品。

3. 面色发黄

黄色为脾虚湿蕴的象征。黄色主虚证，湿证。由于脾胃虚弱，水湿内停，气血不充，所以面色发黄。

中国、日本等国为黄种人，脸色本来就是微黄的，然而，如果有的人的脸色与其本人日常的脸色相比，明显变黄时，就可能是脾胃、肝胆的疾病了。

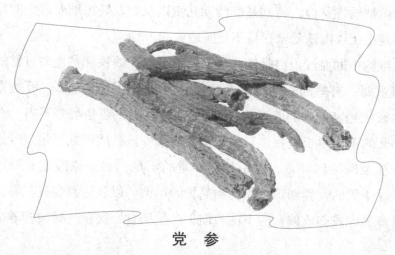

党　参

【萎黄】

面色淡黄，枯槁无光，称为"萎黄"，多是脾胃气虚，气血不足。

脾胃气虚常伴有饮食减少，食后胃脘不舒，倦怠乏力，大便溏薄等症状。脾胃气虚不能正常消化吸收营养物质，气血来源不充，形体失养，所以倦怠乏力，面色萎黄。治疗宜健脾益气，用中药党参、白术、茯苓、炙甘草等。

脾胃虚弱多为面色萎黄并伴有大便时溏时泻，夹有不消化的食物，稍进油腻之物，则大便次数增多，饮食减少，脘腹胀闷不舒，肢体倦怠乏力，泄泻、脾胃虚弱者可以用健脾益胃的中成药参苓白术丸治疗。

【黄胖】

面黄虚浮，称为"黄胖"，多见于钩虫病。

钩虫寄生在人体小肠部位。钩虫病流行相当广泛，特别是在我国南方各省较为多发。有面黄虚浮，善食易饥，食后腹胀，或异嗜生米、茶叶、木炭之类，倦怠乏力的症状。钩虫病需要进行驱虫治疗。可酌情采用榧子、雷丸、槟榔等药。饮食调理上食用富于营养、易于消化的食物。

【黄疸】

面目及一身皮肤俱黄，为"黄疸"。同时还有小便深黄。其可分为两类：黄色鲜明如橘子色，伴有身热、口渴、胸闷懊忱，腹满，大便秘结的为"阳黄"，属于温热熏蒸之故；黄色晦暗如烟熏，畏寒，食欲不振，大便溏薄的为"阴黄"，属于寒湿郁阻之故。无论是阳黄或阴黄，发病的主要原因不离乎湿，所以黄疸多小便不利，利尿为主要的治法。中药茵陈为治疗黄疸主药，实际上就是用其能透发陈腐兼有利湿作用，所以一般湿热证虽不发黄，亦多使用。

黄疸与脾胃虚弱的萎黄、黄胖虽都面色发黄，但萎黄、黄胖没有两目和小便黄。黄疸最突出的是两目巩膜(白眼球)也发黄。如果脸色、两目俱黄，就一定要测定血液中胆红素的情况，胆红素浓度超过正常，那就是患了肝炎或胆囊炎等肝胆疾患了。

【胎黄】

新生儿出生后2～3天出现黄疸，10～14天自行消退，一般情况良好，

形色青主寒痰，面色泽气血充。

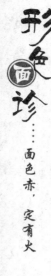

食欲尚可，大小便正常，此为生理性胎黄，不作病色论。如果于生后24小时内即出现黄疸，2～3周后仍不消退，甚至继续加深，或于生后1周后出现黄疸，精神委靡，食欲不振，此为病理性胎黄，又叫做新生儿溶血。

新生儿在能由骨髓造血之前，其血液是从母体获取的。如果母亲的血型与新生儿的血型不相一致，新生儿的红血球将遭到破坏。因此，新生儿在出生后1周内，就可能染成严重的黄疸症。所以，对于血型与母体血型不合的新生儿，在出生之后皮肤尚未发黄时，就要抓紧测定其胆红素的情况，如胆红素偏高，则应该把新生儿的血液全部换掉。

【食物引起的发黄】

有些食品由于食之过量，也可引起面色和皮肤发黄。如过食橘子和南瓜，手掌和脚心都会发黄色。过量食用胡萝卜，也会引起皮肤黄染，但在停食后2～3个月，黄染可自行消退，对健康没什么损害。这些都并非疾病，因此，也不必担心。

4. 面色发青

青色主寒、痛、瘀血和惊风。由于气血不通，经脉阻滞而成；亦是皮肤毛细血管收缩所致。

肝胆证候，面上常出现青色，如目下颜色青白，伴精神抑郁，手指麻痛，小腿转筋，多为肝虚风；面部青色，善怒、胁痛、咽干，多为肝实风；面目青黑，突然不能说话，四肢软弱甚至不能站立的，多为肝虚寒：面青如草则为肝之气已绝。

面青带黑，为寒甚痛极。面青而苍白，多属剧痛或休克。面色青灰，口唇青紫，心胸部刺痛，是心阳不振，血行不畅，心血瘀阻。小儿夜啼，面色清白，手足俱冷，不思吮乳，曲腰不伸，大便稀溏者，为脾寒之证。

小儿高热，面部出现青色，以鼻柱与两眉间及口唇四周较易察见，为将发惊风之征。小儿面青而伴抽搐，是热极生风。妇女面青，必肝强脾弱，少食易怒，月经不调。愤怒、惊恐、受寒也会引起面色青，但不作为病色论之。

5. 面色发黑

黑色为阴寒水盛之色。主肾虚，寒证、痛证，水饮和瘀血。

颧与颜黑为肾病。面黑而暗淡，为阳衰阴盛；黑而干焦，多为肾精久耗，虚火灼阴。眼眶周围发黑，往往是肾虚，或有水饮，或为寒湿下注的带下病。面色黧黑而肌肤甲错，属瘀血。心病额见黑色为逆证。

平常人眼下青黑，面色如蒙尘，为将病之兆。眼角或青或黑，主大病将发。面部气色如烟雾，为病将缠身之征。慢性肾上腺皮质功能减退，肝硬化、肝癌晚期，都因黑色素增多，脸色变黑，其棕黑色的面容中尚带青灰色，面色暗而无光。如果前额、两颧、眼眶四周出现褐、黑色点状色素沉着，又融合成大片，边缘不清，为黑变病，多由于长期接触焦油类物质、铅、砷及汞有毒物所致。女性在妊娠期，面、额部可发生棕褐色对称斑块，称为妊娠斑。

（三）多种病容

健康的人面容润泽，表情自如，一派生气勃勃。而患病的时候，则失去朝气，可出现各种病容。有的人会给人以所谓的重病感，面如土色或发青，两颊凹陷，脸部浮肿，讲话也有气无力。有的疾病还可使病人呈现特征性面容与表情。因此，从一个人的面容与表现给人的印象当中，大致可以判断出其人有病与否，或所患病情的轻与重。

形色青主寒痛，面色泽气血充。

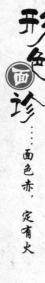

1. 脸面肿胀

【浮肿】

面部的皮下组织很疏松，易形成水肿。中医学将水肿分为"阳水"和"阴水"两类。阳水指在上在外，为新病，起病急，病程短，恢复快，常先从眼睑浮肿，继则延及头面、四肢，以及全身。多由感受风邪、水气所致。阴水指在下在内，为久病，发病缓，病程长，恢复慢。多面浮身肿，腰以下为甚，按之凹陷不起。常由饮食劳倦，房事过度，损伤正气所致。治疗上根据不同病情可用发汗、利尿、攻逐、健脾、温肾、活血化瘀等方法。

现代医学认为面部浮肿常常与心、肾、肝脏的疾病有关。在患有慢性腹泻与营养不良时，脸部也可以出现浮肿。

水肿初期，应吃无盐饮食。肿势渐退后逐步改为低盐，最后恢复普通饮食。忌食辛辣、烟、酒等刺激物品。若因营养不良者，饮食稍淡即可。不必过于强调忌盐。此外，尚须注意摄生，起居有时，预防感冒，不宜过度疲劳。

轻度的面部浮肿，和肥胖差不多。区分的方法是：观其上眼睑，如上睑缘增厚，应确认为水肿。也可用手指按压额部或眉间，此处皮肤薄，基底骨平坦，按压发生凹陷不能很快恢复者，有水肿。

【腮部漫肿】

儿童一侧或两侧耳下腮部漫肿、疼痛，常伴有发热，为流行性腮腺炎，俗称"痄腮"。痄腮皮色不变，软肿，不会化脓。但有传染性。证轻者可服用银翘解毒片、板蓝根冲剂，重证宜用清热解毒、软坚散结的方药。腮颌肿胀为4~5天开始消退，整个病程为1~2周。

【发颐】

若颧骨之下，腮颌之上，耳朵前面处发疽肿起，名为"发颐"。

发颐初肿如结核，渐大如桃如李，肿处边缘清楚，皮色发红，往往容易化脓，但无传染性。治疗除内服外敷清热解毒药外，常要手术切开排脓。

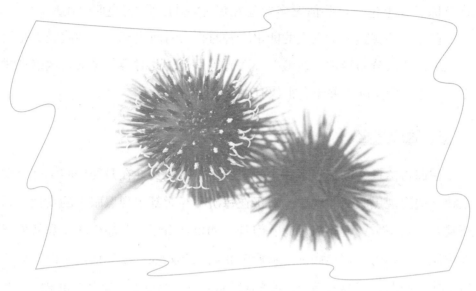

牛　蒡　子

【大头瘟】

头面红赤肿大，两眼如线，甚则咽痛、耳聋、称为"大头瘟"。

风热时毒是本病的致病因素，在温暖多风的春季及应寒反暖的冬季，容易传播流行。当人体虚热时，易感邪发病。可先有短暂的恶寒发热，后相继出现高热烦躁、口渴引饮、咽喉疼痛等症状。与此同时，邪毒攻头窜面，而致头面红肿疼痛，甚则溃烂。治疗宜用清热解毒法，药物如黄连、黄芩、板蓝根、牛蒡子等。本病预后一般良好。

2. 面消颧耸

在疾病日益严重，而且临近死亡时，面部老会呈现出一种所谓"死相"的特殊形状。

形色青主寒痛，面色泽气血充。

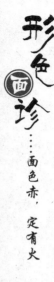

因衰弱和营养不良而消瘦衰老，或由于皮下脂肪的消失，都会使容貌出现严重干枯的现象。在医学上把这种情况称为"恶液质"。

太阳穴和眼窝凹陷，颧弓和鼻梁峭耸，耳呈铅色发凉，嘴唇松弛，脸色棕黑或土色。这些情况多数是在癌症晚期，肝病晚期时出现。

在患急性腹膜炎与巨大的卵巢囊肿时也会有所表现。急性腹膜炎是由于脱水，体液分布异常，血液循环障碍等引起。此时容貌虽显得病症似乎十分严重，但实际上并不会很快有生命危险。

3. 眼边黑窝

在通宵达旦、彻夜不眠和十分疲倦之后，或女性在月经期间，都会在眼睛下边出现黑眼窝的现象。对于在每次月经时都出现黑眼窝的女性，只要其月经量正常，就无需过虑。但是，如果是由于疲劳而引起，那就要予以重视了。因为一切疾病都是从疲劳和倦怠开始的。换句话说，由于疲劳后，体力减弱，就容易受细菌和病毒的感染以致成疾。因此，如果因疲劳而引起黑眼窝时，那也可能是某种病的前兆，值得注意。

人在患病后常常感到疲乏，会注意休息恢复，但容易忽视的是虽未患病，而却因神经衰弱和身心上的疾病等因素而引起的疲倦现象。

有失眠的人，也可能是因为身体哪个部位疼痛和发痒，或者是因为痢疾、高血压、动脉硬化，老年性精神病等疾病所造成的。遇到这种情况，如果能把有关的疾病治好，失眠的问题也就会随之消失。不过，在出现黑眼窝的时候，如果其本人的生活是规律的，而且又没有持续出现睡眠不足的情况，那就要检查一下是否潜藏着癌症、肝脏病或甲状腺内分泌疾病。即使在检查之后没有异常，但由于一切疾病都是从疲乏开始的，也要注意充分睡眠和休息以及获取充足的营养。

4. 口眼歪斜

【面瘫】

若仅见口眼歪斜，一侧面部表情肌麻痹，患侧偏缓，健侧紧急，嘴歪向健侧。也就是病在左，歪向右；病在右，歪向左。这是周围性面神经麻痹，又称"面瘫"、"呆线风"、"歪嘴风"。

面瘫病冬春两季发病率较高，可发生于任何年龄阶段，多数患者为20～40岁，男性较多。患者常见有局部受风着凉的病史，也有人在感冒后发生，起病突然，患者睡眠醒来时，发现一侧面部板滞、麻木、松弛，继而出现口眼歪斜。症状还有眼睑闭合不止，流泪，患侧面部表情动作消失，说话发音不清，吃饭时漏饭漏水，额纹消失。人中沟也偏向一侧。部分病人初起时有耳后、耳下及面部疼痛，还可出现患侧味觉障碍，面部感觉减退。

中医学认为，面瘫多由络脉空虚，风邪袭络所致。患了面瘫越早治疗效果越好。内服中药，兼用针刺、穴位敷贴等综合疗法，能更快恢复。

【中风后遗症口眼歪斜】

如果突然跌倒，不省人事，伴有口眼歪斜，半身不遂，语言不利，或没有昏迷跌倒，只口眼歪斜，半身不遂，这是急性脑血管疾病。因其发病急骤，所以又称卒中或脑血管意外。中医学称为"中风"。本病主要包括出血性脑血管疾病和缺血性脑血管疾病。这种病死亡率和病残率高，为老年人三大死因之一。病因主要和长期高血压，脑动脉硬化，慢性风湿性心脏病，心肌梗死有关联，加之忧思恼怒，或饮酒饱食，或房事过度，或外感风寒等诱因而形成。

本病多见于年迈之人，年逾四十以后，阴气自半，气血渐衰，偶因将息失宜，或情志所伤等诱因，有如巍峨大厦，而基础不固，一遇大风，则颓然崩倒。一旦发病，大多难于治疗。尤其卒中昏迷，预后不佳；后遗诸证亦往往不能短期恢复，且有复中的可能，如复中病情重者其预后更差。

形色青主寒痛，面色泽气血充。

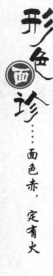

因此，在未发之前，若有卒中预兆，如经常出现头痛、眩晕、肢麻，以及一时性语言不利等，则必须予以注意。除生活上调摄外，同时应针对病因给以药物防治。平时进行适当地锻炼，如太极拳、气功等，以增强体质，提高防治效果。

5. 面部表情异常

面部表情是可以表达人的心理状态的。遇有喜庆之事时，表情开朗；遇到心情不快之事时，表情显得阴沉。

如果额头出现皱纹，面部表情痛苦，这常因有头痛、牙痛、面部神经痛，或者身体的哪个部位疼痛所致的。

如果喜、怒、哀、乐的表情表现得异常强烈，或反之全然无表情时，那很可能是患有一种精神症状。患有严重的神经官能症和精神病的人，从其相貌与面部表情上大致可以作出诊断。一些日常显得非常阴沉，而且很少同其他人讲话的人，很可能是患有所谓的"忧郁症"。忧郁症多数是沉默与喧闹交替出现，被称为"躁狂忧郁症"。

此外，那种在眉宇间出现皱纹，安静不下来，表情显得烦躁，而且经常发牢骚的人，可能是神经质的表现。这种情况虽然并非患病，但是有神经质的人可能会夸大所谓的病情，到处求医。对这种现象的诊治，需要到神经内科、身心症内科或者是精神科求诊。

6. 特殊病容

【甲亢面容】

眼球突出，眼裂增大，目光闪烁，兴奋不安，面容惊愕，烦躁易怒。见于甲状腺功能亢进。

【苦笑面容】

发作时牙关紧闭，面肌痉挛，呈苦笑状，见于破伤风。

【伤寒面容】

表情呆滞，反应迟钝，呈无欲貌，见于伤寒。伤寒是一种由伤寒杆菌引起的肠道传染病。

【满月面容】

胖似气球或圆月，面红如重枣，毛孔粗大，多痤疮，这是肾上腺皮质激素过多时特有的面容。

【呆小病面容】

面容发育差，是地道的孩子脸。面容愚蠢，鼻梁扁平而宽，两眼相距较远，眼睑浮肿，眼裂狭小，皮肤粗糙，头发稀疏干枯，额窄，鼻上翻，舌大而厚，常伸出口外。这是一种先天性疾病，病理机制为婴儿甲状腺机能减退。

【卵巢生成不良面容】

内眼角赘皮明显，两耳较大，下颌较小。性器官不发育。身材短小。这是一种先天性染色体组合异常的疾病。

【麻疹面容】

两眼微红，怕光，泪水汪汪，眼分泌物增多，鼻塞流涕，还有发热、咳嗽、喷嚏等症状。这是皮疹将出现前确诊为麻疹病的依据。

【猩红热面容】

面部充血潮红，口鼻周围的肤色明显苍白，称为环口苍白圈。舌苔剥脱呈杨梅样舌，发热。这是猩红热病。

【鹤发童颜面容】

为老年人面容，指头发雪白，满面红润。多提示患动脉硬化症。红润的面容乃浅表毛细血管微量出血所致。

7. 面部出现蜘蛛痣

蜘蛛痣形似蜘蛛，它的中心是1毫米大的红点，四周是扩展的红线，就像蜘蛛的身体和它的细长腿一样。蜘蛛痣是皮肤小血管扩张所形成的血

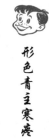

形色青主寒疼，面色泽气血充。

管痣。在镜子面前观察面部、颈部有没有蜘蛛痣。检查时除观察其形态外，还可用火柴棒或铅笔尖等压迫中央的红点，如其周围辐射状的小血管也随之消失，放开压迫后小血管又出现，就证明是蜘蛛痣。蜘蛛痣多见于面部、颈部、前胸、手背处。蜘蛛痣的大小可从直径象针头大到数厘米不等。

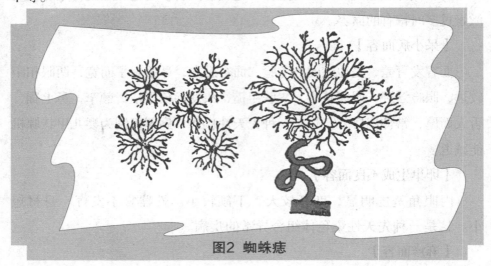

图2 蜘蛛痣

蜘蛛痣的出现是肝脏机能低下的表现。当肝功能发生障碍后，对女性激素灭活能力减退，这种激素的蓄积可使面部、脖子、手掌处的动脉血管扩张，常见于急、慢性肝炎或肝硬化病人。

蜘蛛痣一般多见于男性，其原因也是与女性激素存在有关，男性体内虽然很少，但也存在一点，肝脏机能正常时，女性激素在肝脏得到分解，就不会出现这种特征。如发现蜘蛛痣要请医生检查。因此，男性照镜子并非浪费时间。健康妇女在妊娠期间可出现蜘蛛痣，不作为病征。

8. 面部黑痣的颜色和形状变化时

痣几乎每个人都有，黑痣是最常见的一种，小的如针头，大的如黄豆或者更大，面部、身上都可以有，一个、几个或更多。

黑痣，简单地说，是黑色素增殖的结果。本身与疾病没多大关系，除少数因常遭刺激可能转为恶性肿瘤，一般的黑痣不用担心。而黑痣变大，颜色及形状变化时就要注意，是否成为恶性肿瘤。

　　曾有一位患心肌梗死的病人入院，医生给他作全身检查，发现病人大腿内侧有一变色黑痣，后做了皮肤科检查，发现是癌。由于早期发现，动了手术，挽回了生命。像这种例子是很多的。因此，经常照照镜子；洗澡的时候，也应该检查全身是否有黑痣及黑痣的情况，腿部内侧黑痣很易转为恶性。有人平时喜欢用手抚弄黑痣，黑痣受了强烈刺激很易变化，要注意避免。

9.　老年斑

　　人从中年开始，在手背、面部等处常出现一块块褐色斑点，俗称老年斑。随着年龄的增大，老年斑也逐渐增多，颜色也越来越深。常有老年女性问医生："大夫，有什么办法去除脸上的斑点呢?"这种褐色的老年斑对女性是很烦恼的。

　　老年斑是一种色素沉着。适量服用一些维生素C和维生素E，能起到一定的预防和治疗作用。不过，遗憾的是色素沉着在目前的医学上要得到完全治疗是很困难的。老年斑虽是美容大敌，但不一定是不健康的表现。这点请放心。

　　过去曾见过肝脏有病的人易出现老年斑，因此常把老年斑称作"肝斑"。现在有许多事实证明，老年斑并非由于肝脏疾病引起的，它也是一种老化现象。像婴儿的皮肤是光滑的，不可能看到老年斑。老人才会出现老年斑，所以老年斑亦称作"老年性色素斑"。

　　上了年纪易出现老年斑，如加上某些条件，使老年斑更易出现。太阳光线中含有紫外线，紫外线强烈刺激皮肤，这是造成老年斑的常见原因。所以不要使皮肤在太阳下暴晒。

　　有些人使用化妆品会出现斑点，引起过敏，这也会造成老年斑。因此，要慎重选用化妆品。

形色青主寒痛，面色泽气血充。

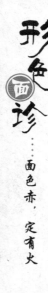

10. 粉刺

一般把粉刺称作青春的象征，青春期脸上容易出现这种小小的粉刺。这种粉刺患者，在美容上有烦恼，但因为粉刺而死的例子是没有的，所以不必担心患病。偶发者可勿治，多发者可服用清解肺热的方药，如：枇杷叶、黄连、黄柏、桑白皮等。

过了青春25岁以后，脸上还是容易出现粉刺，并且容易化脓，那么就应该注意了。因为患糖尿病的人也容易出现这种小脓包，这是危险的信号。而且脓包不仅在脸上出现，背上也大量出现。

中年人脸上出现"粉刺"化脓，虽不是百分之百与糖尿病有关，但不能忽视，应去医院检查化验一下尿液。如果认为麻烦，掉以轻心，就会贻误病情。

11. 面部油脂

脸上爱出油，面额部油光闪亮，像抹了许多油脂似的，应考虑是精神压抑，使油脂腺活动失常的结果。

皮肤有油性、干性和中性三种，这是体质上的问题。如果突然鼻子、额头出现大量油脂，光亮亮的，要检查一下自己是精神疲劳过度，还是精神上有不安等，这可能患了自律神经失调症。

自律神经失调症大多数因为精神紧张、不安、烦躁等原因引起。还会出现头痛、失眠、目眩等身体各种异常变化。而脸和手部出现油脂就是这个病症的特征。

一般的人，有较大的不安和紧张时，就会出冷汗，汗会渗出面部和手部。面和手部油脂腺也会敏感地反映心脏的情况。如有精神上的压抑，油脂的活动会变得活跃，反之皮肤干燥，也能是自律神经失调症的一种表现。

女性出现以上情况，有时是经常使用劣质化妆品所造成的。

第三章
望眼诊病
—— Chapter

03

　　眼为视觉器官，属五官之一。祖国医学从整体观念出发，认识到目虽是局部器官，但与全身，特别是与脏腑经络有密切的关系。《黄帝内经》上说："五脏六腑之精气，皆上注于目而为之精。"又说："诸脉者，皆属于目"。目之所以能视万物、辨颜色，全赖五脏六腑之精气的滋养。精气，是人体生命活动的物质基础。眼也是依靠精气的充养，才得神光充沛，视觉正常。因此，通过望目，既可辨别疾患，亦可察五脏六腑的变化，且对某些疾病的诊断，具有"见微知著"的意义。

　　后世医家将眼的各部组织与脏腑功能相应的关系发展成为"五轮学说"。所谓轮，是喻眼珠形园而转动灵活如车轮之意。

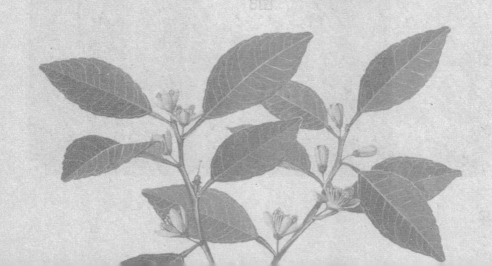

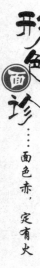

两眦的血络属心，称为"血轮"。

黑睛属肝，称为"风轮"。

白睛属肺，称为"气轮"。

瞳仁属肾，称为"水轮"。

眼胞属脾，称为"肉轮"。

五轮学说，其实质是脏腑分属。

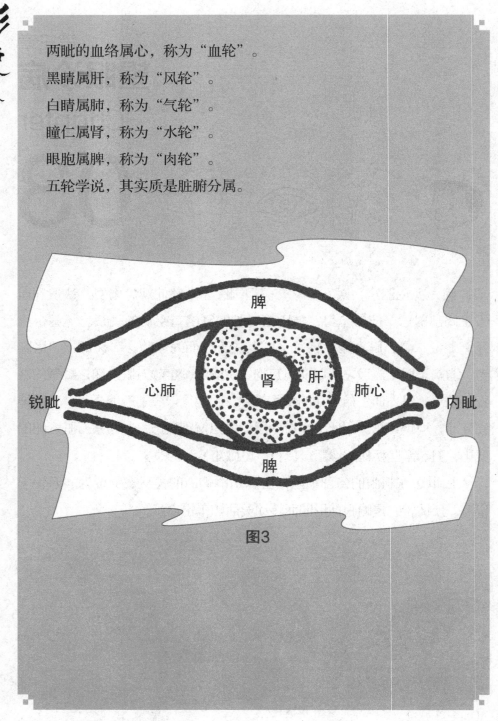

图3

（一）望眼神

眼神，是指神在眼的色泽、形态方面的表现。由于目聚五脏六腑之精气，目系通于脑，为肝之窍、心之使、神之舍。所以，两目最能传神，望神尤应注意望眼神。目色的清浊，目光的明暗，眼球转动的灵活与呆滞，瞳仁大小的调节等方面，都能灵活地反映神气的盛衰存亡。《形色外诊简摩》说："凡病虽剧而两眼有神，顾盼灵活者，吉。指出了望眼神在分析疾病预后方面的重要意义。可见，眼神是诊察神气的主要内容。

望神是望诊中的一个重要部分，也是中医诊断疾病的第一个步骤，就是说，当我们接触病人的时候，要求做到思想集中，经过短暂的观察，就能对病人神气盛衰有一个初步印象，因为神气在有意无意之间流露最真。这个短暂的观察，应首先注意病人的目光神态，所谓奕奕有神，盎然外见。体验一多，便能心领神会。

当然，神气的盛衰还可以表现在言语、声音、气息、饮食、舌象、脉象等诸多方面，要综合诊察，才能做出正确的判断。

1. 得神——目光明亮

神，指精神、神气，是人体生命活动总的外在表现，也包含有"神明"、"神志"等思维、意识活动。《内经》说："神者，水谷之精气也。"说明神是以精气作为物质基础，虽成于先天之精气，但须不断得到后天水谷精气的充养，只有精气充足，才能体健神旺。

得神，即有神，是人的正常神志。《审视瑶函》说："神志者，谓目中自然能视之精华也。"其目睛黑白分明，光彩清莹，明朗润泽，容

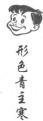

形色青主寒疼，面色泽气血充。

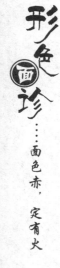

色精爽，神采内涵，有泪滋润，不燥不涩，视物清晰、正确，是谓眼目有神。正常人或在有病的情况下，出现上述眼神，加之意识清楚，语言清晰，面色荣润，表情自然，体态正常，呼吸平稳，肌肉不削等，都属于正常神志。体现了机体精、气、血、津液等物质充盛，脏腑经络功能正常，是健康，或虽病但精气未衰，病易治疗，预后良好的征象。

正常神志的表现是多方面的，但突出的表现在目光、面色、表情和动态四个方面。因为眼睛是人体心灵之窗口；面色是气血流露于外的表现；表情是神志思维活动的体现；形态是气血盛衰与精神魂魄的综合。

2. 少神——目光晦滞

少神，即神气不足，它介于得神和失神之间。其目光晦滞，两目少神，加之面色少华，精神不振，声低气怯，不欲言语，思维迟钝，动作缓慢，饮食不馨等，反映了营养物质的不足和脏腑生理功能的减退，是正气轻度损伤，或体质虚弱的标志。多见于病情轻浅或病后恢复期患者。正常人过于劳累之后，亦可见此种情形。临床上必须结合病史，仔细观察病变动向，如正常人因过度劳累或禀赋虚弱出现短暂的神气不足，稍加休息或注意调养即可恢复。若长时期的少神，调养无效，并有加重趋势者，要警惕潜在疾患；若病后少神，为邪去正气未复，需扶正调养。

3. 失神——目光黯淡

失神，又称无神，是疾病危重的征象。表现为目光黯淡，瞳神呆滞，活动迟钝，面色晦暗，神情委靡，身体沉重，反应迟钝，语声断续，意识矇眬。这表示患者正气大伤，精气衰竭，病情深重，预后不良。

另有一种失神的表现，是由于暴病邪盛，扰乱心神而造成。其临床表现为神昏谵语，循衣摸床，撮空理线(是指患者意识不清，两手伸向空间，象拿东西的样子，两手向上，拇指和食指不断地捻动），或猝然仆倒，目闭口开，二便失禁，此为邪热鸱张，内陷心色，扰乱神明，邪盛正衰之危候。

4. 假神——回光返照

假神，是指垂危病人本已失神，而突然出现精神暂时好转的假象。假神的目光，是目似有光，但眼球呆滞而不灵活。

有些患者，在病情危重阶段，突然出现某些症状暂时"好转"的现象。如，病人原来精神极度委靡，突然的精神转佳，目光转亮；本已语声低微，面色晦暗，突然语言不休，想见亲人，面色泛红如妆；本来毫无食欲，突然食欲转佳，想吃平时他最喜爱吃的食物等，这在中医术语里，又称"除中"，即中气消除之意。

所有这些，都是精气衰竭已极，阴不欲阳，虚阳外越，而暴露出精神暂时好转的假象。古人谓之"回光返照"或"残灯复明"。假神提示我们，患者残精外泄、阳无所附，阴阳离决，多濒临于危险的境地，应予特别注意。据一般临床观察证实，出现这种假神之后，患者多在4～48小时之内死亡。

假神有时易与失神病人经过抢救治疗后的病情好转混淆。为了能较正确地估计病情预后，必须全面观察，细致分析。一般说来，假神出现在危重病人身上，它与整个病情发展趋势以及全身症状明显不符，"好转"的征象历时短暂，很快消失，而病情继续恶化。失神患者的情况则是经过积极的治疗后，病情好转，必然与全身情况同步改善。

在疾病过程中，病人的神气由充沛→不足→失神，标志着脏腑精气逐渐亏损，乃至衰竭，病情由轻变重。反之，由失神→不足→神气充沛，则说明脏腑精气逐渐恢复，病势减轻，邪去正复。故临床上观察神气的盛衰存亡变化，对了解病情有重要意义。

形色青主寒痛，面色泽气血充。

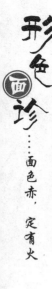

（二）望目诊病

目部望诊，在临床上具有重要的作用。正如《重订通俗伤寒论》所说："凡病至危，必察两目，视其目色，以知病之存亡也，故观目为诊法之首要。"诊察眼目，当观气色，根据目色的异常，可以了解病变的性质。正常人眼睑结膜与目内外眦红润，巩膜白色，角膜无色透明，虹膜褐色或棕色，两目精彩内含，神光充沛，视物清晰，哭则有泪，转动灵活。平人见之，为精气充盛；病人见之，虽病易治。

1. 胞睑疾病

胞睑，又名眼胞，眼睑。位于眼珠前方，分上睑和下睑，司眼之开合，有保护眼珠的功能。在五轮中，胞睑属肉轮。胞睑疾病多与脾胃有关。

【针眼】

针眼是指胞睑生小疖肿，形似麦粒，易于溃脓之眼病。又名偷针，相当于现代医学之麦粒肿。患者以青少年较多见。

本病初起时，胞睑微痒微痛，近睑弦部皮肤微红，微肿，继之形成局限性硬结，并有压痛。若病变发生于近眦部者，红肿焮痛较剧，并可引起眦部白睛赤肿。严重者3～5日后，于睑缘毛根部出现黄白色脓点，形如麦粒。须溃后脓出肿消始愈；轻者则数日内能自行消散。

本病多因感受风热毒邪或过食辛辣炙煿，脾胃蕴积热毒，使营卫失调，气血凝滞，热毒上攻，壅阻于胞睑所致。

对本病初起未酿脓者，可用湿热敷，以助消散，或用紫金锭磨汁，频涂患部皮肤，消肿止痛，并内服银翘解毒片；对已成脓者，当切开排脓。

胞睑酿脓之后，切忌压挤，以免脓毒扩散变生他症。平素应注意眼部卫生，增强体质，预防发病或避免反复发作。

【胞生痰核】

胞生痰核是指胞睑内生核状硬结，而又不红不痛的眼病。又名眼睑肿核，相当于现代医学之霰粒肿，本病属眼科之常见病，儿童或成年人均可罹患。

初起，自觉症状不明显。检查可触及胞睑内有米粒或绿豆般大小的核状硬结，若渐长，可至黄豆般大。睑皮肤面见肿核隆起，睑里面可呈局限性紫红色或灰蓝色，自觉胞睑有重坠感。

本病多因恣食炙煿厚味，脾胃蕴积湿熟，灼湿生痰，痰热相结，阻滞脉络，以致气血与痰热混结睑内，隐隐起核，发为本病。

对于肿核小者，一般无须治疗。初起可局部按摩或湿热敷，促其消散。痰核大者，可用生南星磨醋，加冰片少许，调匀后涂患处皮肤，或手术治疗。

【椒疮】

椒疮，是因睑内面颗粒累累，色红而坚，状若花椒而得名。相当于现代医学之"沙眼"，有传染性。

本病初起，无明显异常感觉，或微觉痒涩，翻转胞睑，可见睑内近眦处红赤，且有少量细小颗粒，色红而硬，或夹有粟粒状颗粒，色黄而软。如反复感受邪毒，症情继续发展，则睑内红赤加重，颗粒增多，可布满睑内，致胞睑肿硬，重坠难开，黑睛上方有赤脉伸入。

形成此症多因外感风热邪毒，内有脾胃积热，内热与邪毒相结，上壅胞睑，脉络阻滞，气血失和所致。

对本病的治疗，当内外兼施。轻症可局部点药为主，如黄连西瓜霜眼药水或利福平眼药水；重症则宜配合内治，必要时还需手术治疗。除此之外，还应注意改善环境及个人卫生，提倡一人一巾及流动水洗脸。患者使用的洗脸用具要与健康人分开使用，尤其是服务性行业中所用的洗脸用

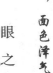

形色青主寒痛，面色泽气血充。

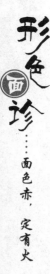
具，必须经严格消毒后才能使用，以免交叉感染。

【粟疮】

粟疮是因胞睑内面颗粒累累，色黄而软，状如粟粒，故而得名。相当于现代医学中的结膜滤泡症与滤泡性结膜炎，多见于儿童或青少年。

临床上主要症见下睑内有形如粟粒，大小均匀，色黄白，半透明，境界清楚的颗粒。不伴有黑睛赤膜，愈后也无瘢痕。如为急性发作者，胞睑水肿，白睛红赤多眵，自觉有痒涩疼痛，羞明流泪等。

本病有急性发作者，亦有呈慢性过程者。主要由脾胃湿热，复受风邪，风邪与湿热相搏，壅阻于胞睑而发病。

鉴于本病一般系风、湿、热邪为患，故内治多用祛风、除湿、清热等法。外用黄连西瓜霜眼药水或犀黄散点眼。

【睑弦赤烂】

睑弦赤烂是以睑弦红赤，溃烂、刺痒为特征。又名目赤烂眦，俗名"烂弦风"。相当于现代医学中的"睑缘炎"。

临床上的基本症状是睑弦赤烂，灼热刺痒。但依其主症与部位之不同又有不同的类型。如有睑弦潮红刺痒，睫毛根部有糠皮样的屑，频喜揉擦者；有睑弦溃烂，生脓结痂，睫毛乱生或脱落，痛痒并作，羞明流泪，眵泪胶粘者；有红赤糜烂，限于两眦，且灼热奇痒者。

本病多由脾胃湿热蕴积，或内夹心火，复受风邪，风、热、湿三邪相搏，停聚于胞睑而发。素有近视、远视或营养不良，睡眠不足，以及卫生习惯不良者，易罹患本病。

睑弦赤烂这种病的病程较长，顽固难愈。内治以祛风、清热、除湿为主。或用千里光、野菊花、蒲公英等煎水熏洗。

(6)风赤疮痍：风赤疮痍是指胞睑皮肤红赤如涂硃，并见起泡，甚至局部溃烂的眼病。又名"风赤疮疾"，相当于现代医学中的眼睑皮肤炎、眼睑湿疹。初起时，胞睑皮肤灼痒红肿，继之可红赤如涂朱砂，起水泡，渗出黏液，甚或为脓泡，破后则糜烂，胶黏结痂。

本病多因脾胃湿热蕴积，外受风热毒邪，内夹心火，上攻于目所致。

本病内治以清热泻火为主。湿重者，局部可敷布滑石粉或精制炉甘石粉，以除湿清热。

【胞肿如桃】

胞肿如桃系胞睑高肿难睁，皮色红赤，如成熟之肥桃状，故而得名。相当于现代医学中之眼睑炎性水肿。

本病起病较急，胞睑焮热红赤，高肿疼痛，睑闭不开。多伴有恶寒发热，头痛及全身不适等症。继之，睑内酿脓，掀之有波动感，后必溃破，排出脓液后，诸证消退，局部常留瘢痕。

胞肿如桃，多由肝火炽盛，乘犯于脾，与脾湿搏结于胞睑而发病。亦有心经实热，血分热毒炽盛，上壅胞睑而成者。

本病皆由火邪上攻所致，且病情急重，故应争取早期退赤消肿，避免溃脓。外治可用紫金锭磨汁，频频外涂胞睑以解毒消肿。内服龙胆泻肝丸。若已成脓，则应抓紧时机，切开排脓。

【胞虚如球】

胞虚如球是指胞睑肿胀，虚软如球而言。皮色如常，又名"悬球"。相当于现代医学中之眼睑非炎性水肿。

本病主要表现为胞睑肿胀，虚软如球，按之不痛，多见于双睑，且无溃脓现象。临床上应注意与胞肿如桃之胞睑高肿红硬、疼痛拒按，且易溃脓相鉴别。

胞虚如球多与脾不健运，水湿上泛有关。但肺虚气机不畅，不能通调水道，或肾阳虚，不能温阳化气，或心阳虚，不能助脾阳时，皆可使水湿加重。

本病在眼科临床上，内治以健脾渗湿，温补心肾为主。若由心、肾等全身疾病引起者，当由内科治疗其原发病。

形色青主寒痛，面色泽气血充。

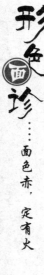

【上胞下垂】

上胞下垂是指上胞不能自行提起，掩盖部分或全部瞳神而影响视物者。症重者，称为"睑废"，有先天与后天之分，可单眼或双眼发病。相当于现代医学中之上睑下垂。

本病有的属于先天性，患者自幼双眼上胞下垂，终日不能提举，视物时需仰首皱额，甚至以手提起上胞方能视物。日久，则额皮皱起，眉毛高耸。

亦有属后天性者，发作时有急性与慢性之分。发病急者，除常见单眼上胞下垂外，多伴有眼珠外斜，视一为二等症。起病缓慢者，双眼上胞下垂，时轻时重，休息后减轻，劳累后加重。重者伴有视一为二，倦怠无力，吞咽困难等症。

本病多由先天禀赋不足，或脾虚中气虚衰，筋肉失养，睑肌无力。或肝虚血少，风邪客于胞睑，阻滞经络，气血运行不畅，筋肉失养所致。

对本病的治疗，凡属先天命门火衰，脾阳不足者，当以温补脾肾为主。属后天性者，若为脾虚中气不足，当以升阳益气为主，除内服药物外，亦可常用针灸疗法。其中对先天性重症，还应考虑手术治疗。

【胞轮振跳】

胞轮振跳系指胞睑不能自控韵搐惕瞤动，俗称"眼皮跳"。相当于现代医学中之眼轮肌匝肌抽搐引起的症状。

临床表现为上胞或下睑跳动，时疏时频，不能自控。一般过劳、久视、睡眠不足等，则跳动更加频繁，休息之后，症状可以减轻或消失。检查目睛端好，胞睑外观如常。若胞睑跳动时，连同半侧面部肌肉及眉毛、口角皆瞤动者，日久不愈，恐有歪偏之变。

本病多由气血亏损，或久病失调，劳瞻过度，损伤心脾，以致肝脾筋脉失养所致。盖因肝主筋而风性动，血虚生风，上犯胞睑，则胞睑瞤动。

本病轻者或偶尔发生者，无须治疗，则可自愈。若跳动过频，久跳不止者，则应予治疗。内治宜益气养血，或补益心脾。针刺疗法可选用攒竹、承泣、四白、丝竹空、风池、印堂、足三里、昆仑等穴。此外，局部按摩，或梅花针点刺亦可疏通经络，缓解振跳。

2. 两眦疾病

两眦，就是大、小二眦，为上、下胞睑的内、外侧联合处。大眦，又名内眦；小眦，又名外眦、锐眦。在五轮中属血轮。两眦疾病多与心和小肠有关。

【流泪症】

流泪症是以泪液经常溢出睑弦而外流为临床特征的眼病之总称。有冷泪与热泪之分。由于热泪多为暴风客热、天行赤眼、黑睛生翳等外障眼病的症状之一，故不在此详叙。这里主要讨论冷泪症。

冷泪，系指目无明显的赤痛翳障而流泪，泪水清冷稀薄。分"迎风流泪"和"无时流泪"两种情况。相当于现代医学的因睑缘位置异常，泪道系统阻塞，或排泄功能不全所引起的"泪溢症"。多见于老年人。

迎风冷泪者，其临床表现是：平素目无赤烂肿痛，亦不流泪，但遇风则泪出，无风即止。或仅在冬季或春初，遇寒风刺激时，泪出汪汪，泪液清稀而无热感。

无时冷泪者，不分春夏秋冬，无风或有风，不时地泪下，迎风则甚。

冷泪多虚证。迎风冷泪与无时流泪的局部表现仅是程度上的不同，迎风冷泪属轻症，因泪窍虚而招邪；无时流泪多为气血不足或肝肾两虚所造成。

本病的治疗，应以补虚为主，或补益肝肾，或益气养血。迎风泪多者则可多加祛风止泪药，并可配合针灸。如排泪窍道已经阻塞，则应考虑手术治疗。

形色青主寒痛，面色泽气血充。

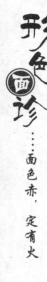

【漏睛】

漏睛又名眦漏，是以大眦头常有涎水或脓汁自泪窍外漏为临床特征的眼病。常为椒疮的一种合并症。可单眼或双眼先后发病，相当于现代医学中的泪囊炎。

其临床表现是：大眦头皮色如常，或微有红赤，或见睛明穴下方微有隆起，自觉隐涩不舒，但无痛感，不时泪下，眦头常湿，拭之又生，按之则见黏液眼汁从泪窍沁沁而出，病情缓慢，难以消除。

本病多因心肺或肝脾热毒，蕴积日久，上攻内眦，灼烁津液，结聚成浓；或因风热毒邪外侵，引动内火，内外合邪，发而成病。

本病为邪深久伏所致的顽固眼病，辨让主要是以局部症状为主，结合参考全身症状。局部症状较轻者，以祛风热为治；较重必须清热利湿。同时应重视外治，如用点眼剂(八宝眼药)及泪道冲洗等方法。若日久不愈，则宜考虑手术治疗。

【赤脉传睛】

赤脉传睛为赤脉起自两眦，渐向白睛侵犯的病症。有的起自大眦，有的起自小眦，一般多两眦同起，且双眼同病。这种眼病相当于现代医学中的眦结膜炎。

其临床表现：病初起时，自觉眦部涩痒，眦角皮肤红赤，赤脉多呈树枝状，发自眦头，横向伸引，渐贯气轮。由于较少引起黑睛病变，故一般不影响视力。

本病多由恣嗜五辛，脾胃蕴热，或肝郁化火，上犯于心，心经蕴热，郁于两眦而发病。或劳瞻竭视，用意太过，心阴暗耗，虚火上炎，壅于眦部脉络所致。

病在辨证上，主要为火热所致，但属虚、属实则应根据赤脉的色泽、粗细、多寡及兼症而定。在治疗上，属实火者，以清泻为主；属虚火者，以滋阴为主。外治，可用黄连西瓜霜眼药水或八宝眼药点眼。

【胬肉攀睛】

胬肉系指眼球结膜增生而突起的肉状物。胬肉攀睛是目中胬肉由眦角横贯白睛，攀侵黑睛的一种眼科疾病。生于大眦者较为多见，生于小眦或两眦同时发生者较少。常见于成年人，特别是老年人及户外工作者，且男多于女。病变进行缓慢，往往要经过数月或数年始侵入黑睛，甚至可掩及瞳孔，影响视力。相当于现代医学中的翼状胬肉。

其临床表现：病初起时，多无自觉症状，或仅觉微痒微涩。检视患眼，眦内赤脉如缕，白睛表层日渐变厚，呈三角形肉状胬起，尖端朝向黑睛，横贯白睛，攀侵黑睛。若自觉眼部涩痒，胬肉头尖体厚，红赤显著，多发展迅速，每可侵至睛中央，遮蔽瞳仁，影响视力。若眼部涩痒不明显，胬肉头体钝圆，色白或淡红，菲薄如蝇翅者，多发展缓慢，或始终停止在黑睛边缘部，不影响视力。

本病多因风沙、阳光或白睛表层慢性炎症的长期刺激，更兼心肺二经风热壅盛，经络瘀滞、或过食辛燥，脾胃湿热蕴蒸，循经上犯于眦部所致。

本病胬肉色白体薄者，多采取眼部点药为主(如八宝眼药)；色赤体厚，眵泪多者，则加内服药。辨证有风热、实热、虚热之分。实者宜泻，虚者宜降，自当分别对待。如药物无效，发展较速者，当采用手术治疗。

3. 白睛疾病

白睛，又名白眼。居目珠之外层，其表层透明而脆嫩，里层色白而坚韧，有维护眼珠内部组织的作用。白睛在五轮中属气轮，其发病多与肺和大肠有关。气轮疾患，属常见多发的外障眼病。若迁延失治，每可侵及风轮，使眼病增剧。故白睛疾患应及早治疗。

形色青主寒痰，面色泽气血充。

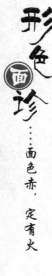

【暴风客热】

暴风客热是因外感风热，发病急骤，且有明显红肿热痛为特征的眼病。相当于现代医学中的假膜性结膜炎。

其临床表现是：多骤然发病，患眼胞睑红肿，白睛红赤，羞明少泪，或眵泪胶黏，甚则赤痛较重，白睛浮肿。全身多兼有恶寒发热，头痛鼻塞，口渴，溲赤便秘等。

本病多因风热之邪外袭，客于内热阳盛之人，内外合邪，风热相搏，上攻于目，故猝然发病。

本病的治疗，应根据其特点，结合整体，分清风重与热重，或风热并重之不同。风重于热者，宜疏风为主，清热为辅；热重于风者，宜泻火为主，疏风为辅；风热并重者，宜表里双解。外治可用黄连西瓜霜眼药水滴眼。或用新鲜野菊花，蒲公英等1～2味，洗净捣烂，闭睑外敷，每日1～2次，每次15分钟，效果亦佳。还可配合针刺疗法。常用穴位：合谷、曲池、攒竹、丝竹空、睛明、瞳子髎等，或点刺眉弓、眉尖，耳尖、太阳放血。

【天行赤眼】

天行赤眼又称天行赤热，天行暴赤。俗称"红眼病"。本病白睛暴发红赤，眵多黏结，常累及双眼。能迅速传染并引起广泛流传。发病多在夏秋之季，患者常有红眼病接触史，相当于现代医学中的急性传染性结膜炎。

本病发病迅速，患眼白睛红赤，或见白睛溢血，成点成片，涩痒交作，怕热羞明，眵多胶结，多双眼或先后发病。

天行赤眼系外感疫疠之气所致，或兼肺胃积热，内外合邪，交攻于目而发病。

本病系感受疫疠之气所致，故处在流行区内都有染病的可能。根据

"邪之所凑、其气必虚"的原理，对本病之辨证应注意病邪与正气的关系。如感邪轻而正气强，则发病轻而易愈，否则，病情较重而难愈。内服药以疏风散邪，清热解毒为主。

本病因具有较强的传染性，容易造成广泛流行。其传染方式多由患眼眵泪直接或间接带入健康人眼内引起，故应强调预防。如注意隔离，保持眼部卫生，或用菊花、夏枯草、桑叶等煎水代茶饮。另外，本病禁忌包眼。因包眼可使热毒更盛，从而加重病情。

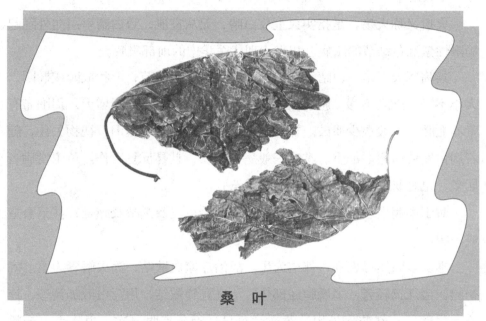

桑　叶

形色青主寒瘀，面色泽气血充。

【金疳】

金疳，是指白睛表层发生形如玉立之小泡，而周围绕以赤脉的眼病。以单眼发病为多，亦有双眼同时或先后发病者。体质虚弱之人，每易反复发作。相当于现代医学中的"泡性结膜炎。"

其临床表现是：白睛表面出现灰白色的小颗粒，周围绕以赤丝血脉，颗粒也可溃破而愈，愈后多不留痕迹。一般小颗粒多为一个，重者可多至两个以上，患者自觉隐涩不适，或微痛畏光，眵泪不多。

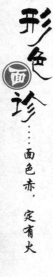

本病多由肺经燥热，宣发失职，以致气血郁滞而成；或由肺阴不足，虚火上炎，白睛血络壅阻，瘀滞不行而致。

本病位于气轮，发病过程虽有外邪夹杂，但为标也。故治疗总宜治肺为本。如病之初起，宜泻肺利气散结，使气畅血行；如反复发作，或缠绵不愈，则应润肺益气，复其宣发肃降之功。外治，以黄连西瓜霜眼药水，或激素类眼药水滴眼。

【火疳】

火疳又称火疡，是指实火上攻白睛，无从宣泄，致白睛里层向外隆起局限性紫红色结节的眼病。相当于现代医学中的前部巩膜炎。

其临床表现是：白睛深部向外突起一紫红色结节，形状成园或椭园，大小不等，推之不移，压痛明显，隆起之结节可由小渐渐增大，周围布有紫赤血脉，一般很少溃破。初期，觉患眼涩痛，羞明流泪，视物欠佳，随着病情发展而逐渐加重。本病一般病程较长，且易反复发作。单眼发病者居多，也有双眼发病的，或同时，或先后。

对于本病当重视治疗，因其失治或误治可波及黑睛及瞳神，甚至会造成失明。

本证多因热毒火邪，郁结为患。故治疗凉血散结，泻火解毒为主。病初起，诸证较轻者，多属肺经郁热，治宜宣肺散结，用泻白散加黄芩、连翘、牛蒡子、红花。外用犀黄散，每日早晚各点眼一次，每次点上药粉(约半粒芝麻大)于内眦部，然后，闭上眼睛，5~10秒。

也可采用针刺疗法，取列缺、尺泽、合谷、曲池、攒竹、丝竹空、太阳等穴位。

【白睛青蓝】

白睛青蓝，又称白珠具青。本病初起，白睛傍黑睛缘发生紫红色肿胀隆起，反复发作，日久该处白睛遂变青蓝，故而得名。本病与现代医学中之深层巩膜炎及后期的巩膜葡萄肿有相似之处。

本病初起时，常于白睛深层、黑睛傍际形成隆起，四周紫红肿胀，压痛明显，自觉眼珠胀疼，畏光流泪，此起彼伏、反复发作，致使黑睛四周病变如环状。患处白睛变薄，失去光泽，且变青蓝。

病因多为肝肺热盛、煎熬阴血，气血瘀阻所致。也有因火疳经久不愈，或反复发作，致使白睛变薄，失去光泽而成青蓝，只是本病病邪入里更甚，故病变部位较火疳更深。

治疗上，以泻肺散结，清肝退翳为主。药用石膏、黄芩、川芎、草决明、木贼草、甘菊花、蔓荆子等。

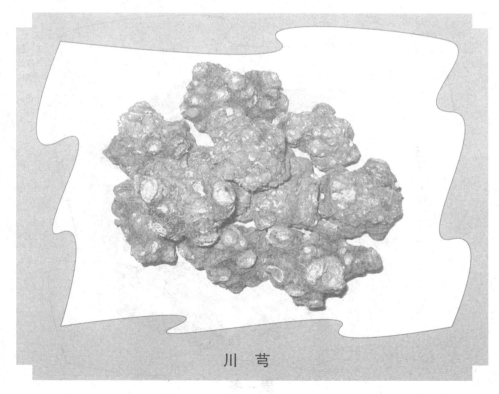

川 芎

【白涩症】

白涩症为眼部赤肿不显，而只觉眼内干涩不舒的慢性眼病。相当于现

形色青主寒疼，面色泽气血充。

代医学中的慢性结膜炎或浅层点状角膜炎。

其临床表现是：眼部常觉干涩不爽，瞬目频频，微畏光，灼热微痒。检视白睛，不红不肿，或隐现淡赤血络，眦头或有白色泡沫状眼眵，睑内如常，或微见赤丝细脉。

本病多由暴风客热或天行赤眼治疗不彻，或恣食烟酒，过食炙煿，以致湿热余热未清；隐伏肺脾之络所致。也有因肺阴不足，虚火上炎，或肝肾亏损，阴虚火旺，目失濡养而成。

本病内治以清热润肺，补益肝肾为主，药如桑白皮、黄芩、菊花、元参、麦冬。成药可用杞菊地黄丸。外用以黄连西瓜霜眼药水滴眼。

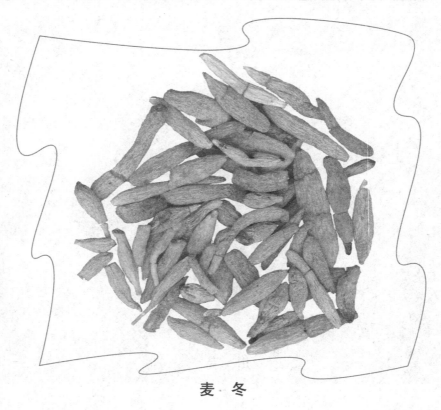

麦　冬

【白睛溢血】

白睛溢血是现代的名称。本证为白睛血络破损，血溢络外的眼症。

由于白睛上所见血色鲜红，故《证治准绳》中称之为"色似胭脂症"。

凡血溢络外，停于白睛表层内，呈一片鲜红，边界清楚者，即为白睛溢血症。本证自觉症状不甚明显，一般多为他人所发现，发病三天以内者，出血可有增加趋势。一般在一周左右可以逐渐消退，不留痕迹。

本病多由热邪客于肺经，肺失清肃，血热妄行。或心营耗损，肝肾不足，致失脉络失润，易于破裂而血溢络外。这种情况多见于老年人。此外，由于剧烈地呛咳、呕吐、外伤、酗酒、逆经等，也可导致血不循经，目络破损而血溢络外。

本病轻者可不治自愈，重症者可针对病因或清肺凉血，药用桑白皮、黄芩、丹皮、赤芍等。或平补肝肾，养血补心，药用六味地黄丸，天王补心丹等。后期血色紫暗时，可酌加通络散血之品，以促进瘀血早日消散。

4. 黑睛疾病

黑睛，又名黑珠、乌珠。位于眼珠前方，形状近圆形，周边与白睛相连，其质晶莹清澈而娇嫩，具有卫护瞳神的作用。黑睛在五轮中属风轮，内应于肝，因肝与胆相表里，故黑睛疾病常与肝胆相关。黑睛因暴露于外，直接与外界接触，除易受外伤外，也易受风热邪毒侵袭，还可由他轮病变影响，故黑睛疾病发生率高，是眼科的常见病。且因其毫无血络，营养供应较差，抵抗力较差，一旦发生病变，往往需要较长时间才能痊愈。

形色青主寒痛，面色泽气血充。

【聚星障】

聚星障是黑睛骤生多个细小星翳的眼病。常在热病后，或慢性疾病，或月经不调等阴阳气血失调的情况下发病。多单眼为患，也可双眼同时或先后发生。本病相当于现代医学中的病毒性角膜炎。

其临床表现是：每于外感发热之后，黑睛上猝起细颗星点，色灰白或微黄，或散或聚，或先后渐次相生，常伴有抱轮红赤，涩痛流泪，怕热羞明，视力障碍等症侯。

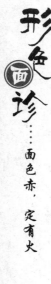
本病多因外感风热毒邪，内因肝火炽盛，风火热毒相搏，上攻于黑睛。或肝肾阴虚，虚火上炎所致。

本病初期，若风热表证明显者，宜辛凉解表，可服用银翘解毒片或桑菊感冒片。若肝火炽盛，或肝经湿热证候明显者，可服用龙胆泻肝丸，以泻肝清热。若肝肾亏损，阴虚火旺，宜滋阴降火，可服用知柏地黄丸。外用虎杖、野菊花、大青叶、蒲公英各适量，煎水湿热敷患眼。

【凝脂翳】

凝脂翳是指黑睛生翳，状如凝脂，多伴黄液上冲的急重眼病。若不速治，每易迅速毁坏黑睛，致变证蜂起。本病相当于现代医学中的化脓性角膜炎。

其临床表现是：初起，眼珠疼痛，连及头额，彻夜难眠，羞明流泪，沙涩难开，若强开则泪出如泉涌，眵多稠黏而呈黄白色或黄绿色，视力障碍出现。

检查眼部：轻者胞睑浮肿，抱轮红赤，黑睛上出现灰白色星点状混浊，中央凹陷，上覆薄脂。较重者，白睛混赤浮肿而状若鱼泡。黑睛上凹陷渐渐扩大成窟，凝脂变厚，色呈灰白。若病情继续发展，凹陷部向四周伸延，往往会波及整个黑睛。

本病多因先有黑睛表面损伤，复受风热毒邪外侵，或久患眦漏证，热毒乘机而入。若素体肝胆火炽，则风火交攻，酿脓为患，证情更剧。

本病起病急，来势猛，发展快，变化多。属风热邪毒壅盛者，治宜祛风清热解毒；正虚邪恋者，则宜扶正祛邪。此外，再结合热敷，针刺等方法，以提高疗效。

【花翳白陷】

花翳白陷是以黑睛四周高起，中间低陷，形如花瓣，善变速长为主要特征的眼病。

其临床表现为：患眼刺痛，或目剧痛，胞睑肿胀，羞明流泪，抱轮红赤，或白睛混赤，黑睛四周骤起翳障，其色灰白或微黄，渐渐厚阔，中间低陷，甚则深陷，状如花瓣或如碎米，或如鱼鳞。

本病多因外感风热毒邪，肺肝火炽于内，内外相搏，攻冲风轮所致。症初起，多系肺肝风热，治宜疏风清热；若病邪入里，多系热炽腑实，治宜泻热通腑。外治，用桑叶、菊花、银花、防风、当归、黄连煎水过滤，作湿热敷。

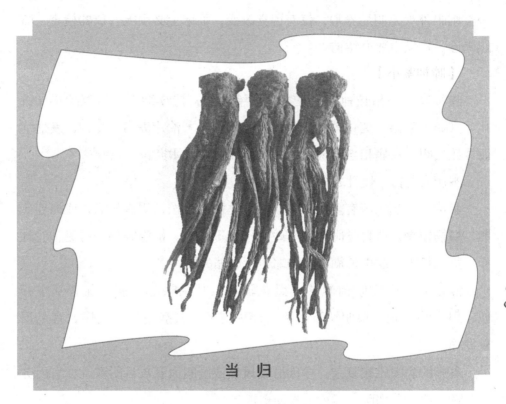

当 归

5. 瞳神疾病

瞳神，又名瞳仁、瞳子，有广义和狭义之分。广义的瞳神，是指瞳神以及其后之眼内组织，而狭义的瞳神，仅指位于黑睛后方，黄仁中央可以展缩之圆孔。

形色青主寒痿，面色泽气血充。

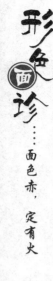

瞳神在五轮中属水轮，内应于肾。因为肝肾同源，故发病常责之于肝肾。不过瞳神疾病的病因病机十分复杂，除与肝肾有关外，和其他脏腑的关系也很密切。

瞳神疾病，统归内障范畴，属于常见之眼病。瞳神的结构复杂、精细，是眼睛产生视觉的主要部分。其病变多种多样，病后影响视力一般较外障眼疾严重。根据发病的特点可分为两类。一类可见瞳仁有异常改变；一类则眼外观无明显异常，仅有视觉改变，临床上必须配合仪器检查，方能确诊。这里主要介绍前者。

【瞳神紧小】

瞳神紧小是指瞳神失去正常之展缩功能，持续缩小，甚至缩小如针孔。其病因复杂，变化较多，且易反复发作，若治疗失当，往往并发他症而导致失明。本病相当于现代医学中之虹膜睫状体炎。

本病有急性、慢性之分。

急性者，起病即有羞明流泪，眼珠坠痛而拒按，眉棱骨痛，或痛连额颞，视物模糊，或自觉眼前似有蚊蝇飞舞等症状。检查眼部：可见胞轮红赤，黄仁色暗，纹里模糊，瞳神缩小，展缩失灵。

慢性者，自觉眼前飘移之黑花较多，其余眼部见症与前者基本相似，但病势较轻。检眼镜下可见玻璃体混浊。其病情发展缓慢，容易反复发作。

本病的病因比较复杂。多因肝经风热或肝胆火邪攻目所致。亦有因劳伤肝肾，或病久伤阴，虚火上炎而造成者。

本病的治疗，凡实证，多由外感风、湿、热邪，加之内有肝胆郁热而引起，发病比较急、重，故常采用祛风、除湿、清热、解毒、凉血、散瘀等法；虚实夹杂证者，常由肝肾阴亏，火旺于上，或病久伤阴，邪热未除，转化而来，其病程常较缠绵，故应予以滋阴降火，利窍明目之法，患者发现上述症状，最好到医院检查治疗，以免耽误疾病的治疗。

【绿风内障】

绿风内障是以眼珠变硬、瞳神散大，瞳色淡绿，视力严重减退为主要特征的眼病。本病患者多在四十岁以上，女性尤多。可一眼先患，亦可双眼同病，应及早诊治，若迁延失治，盲无从见，则属不治之症。本病相当于现代医学中之青光眼。

本病急性发作时，症状剧烈，头痛如劈，眼珠胀痛欲脱，痛连目眶及鼻、颊、额、颞，视力急剧减退，甚至仅存光感或失明。常伴有呕吐恶心，或恶寒发热等症候。检查眼部：胞睑微肿，抱轮深红，甚至白睛混赤，黑睛雾状混浊，瞳神散大，展缩失灵，瞳内气色略呈淡绿。

转入慢性者，以上诸症减轻，但遇情志不舒，或劳累过度，又可急性发作。若病情经常反复，眼珠时时胀硬，瞳仁愈散愈大，视物日渐昏矇，最终可致失明。

本病多由肝胆火邪亢盛，热极生风，风火攻目；或劳神过度，真阴暗耗，水不制火，火炎于目所致。

本病来势凶猛，应迅速采取中、西医结合治疗，以期在最短时间内，使眼压下降，挽救视功能。

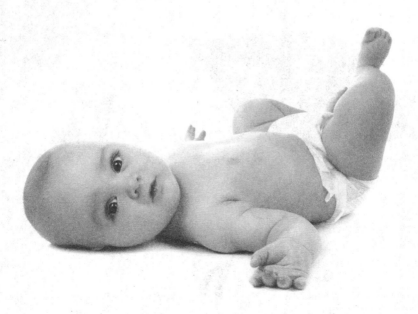

形色青主寒痰，面色泽气血充。

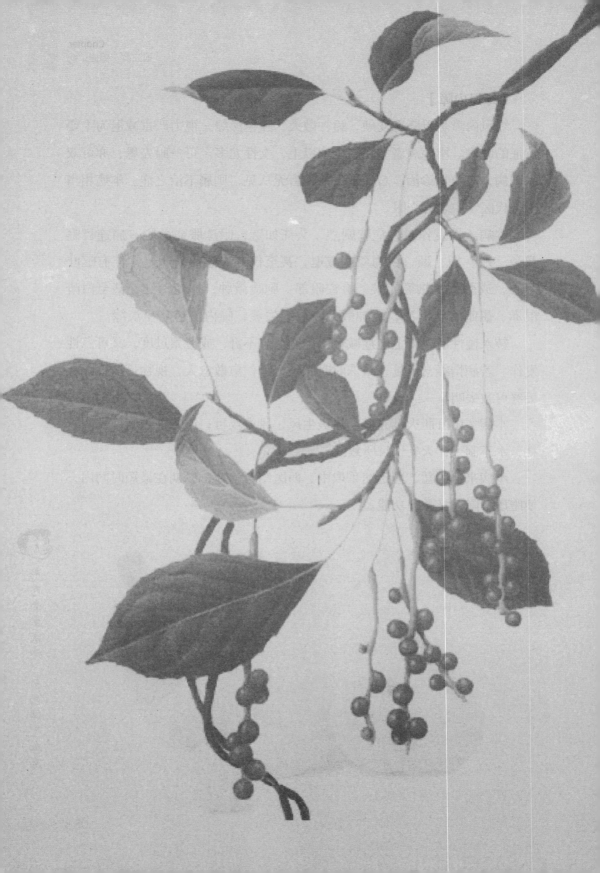

第四章
鼻形色诊病

—— Chapter

04

鼻，又称"明堂"，位居面中，属阳中之阳，为清阳交会之处。鼻为肺窍，为清气出入之门户。其功能助肺呼吸，主嗅觉，助发音，鼻与肺从生理或病理上都有密切联系。只有肺气清肃，升降调和，才能使鼻窍通利，嗅觉灵敏。正如《灵枢经·脉度》所说："肺气通于鼻，肺和则鼻能知香臭矣。"

鼻与十二经脉也有密切的联系。比如，分布于鼻翼两旁的迎香穴、禾髎穴属于手阳明大肠经。巨髎穴属于足阳明胃经。鼻根旁的睛明穴，攒竹穴等属于足太阳膀胱经。还有手太阳小肠经，手少阳三焦经，足少阳胆经也都直接抵达于鼻根及鼻之近旁。因此，外邪可通过鼻窍内传入脏腑，当脏腑发生病理变化时，也会通过经络反映于鼻。所以诊察鼻窍有助于了解内脏精气之盛衰和疾病预后之善恶情况。

鼻的形色诊病，包括望鼻的色泽，形态。要求医生对患者鼻部的皮肤、脉络、色泽、形态的变化进行仔细，认真地观察分析，而后做出判断。

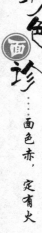
（一）鼻色诊病

《灵枢·五色篇》说："五色决于明堂，明堂者鼻也。"人体五脏六腑的精华气血，通过鼻显露于外而表现出不同的色泽。一般正常人的鼻子，鼻头明，山根(鼻根)亮，鼻色明润，鼻黏膜淡红泽润。反之，则为病色。

1. 鼻色青

青色主寒、主痛、主气滞、主血瘀、惊风等证。青色为气血运行不畅所致。凡寒盛而经脉拘急，气机不畅，瘀血内阻，阳虚温运无力，或热盛动风等均可见青色。

《金匮要略》说："鼻头色青，腹中痛，苦冷者死。"临床见鼻头色青者，多为脾土虚寒，不能温熙濡润于上所致。由于脾阳虚，阴寒内盛，寒凝经脉所致的鼻头青紫，同时还可伴见腹中痛疼等证。如再见到极度怕冷，为中焦阳气竭绝之征。病多难治。若患者鼻头色青，又伴见面色㿠白，形寒肢冷，食少，便溏，腹中冷疼、口淡不渴、舌淡苔白滑润的脾阳虚者，治宜温阳散寒，补气健脾，可选附子理中丸治之。如果心脏病患者见鼻头青紫，乃是心之阴阳俱虚，气血瘀滞所致。治宜回阳救逆，益气化瘀。如系慢性肝炎、肝硬化患者见鼻色青黑，提示气滞日久，瘀血内阻。治宜补气化瘀，调理肝脾。

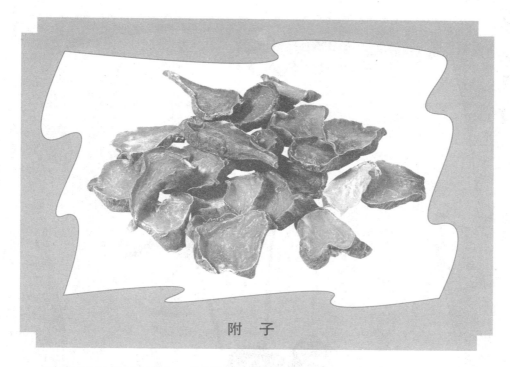

附　子

在儿科望鼻诊病时，尤须注意山根(鼻根部)青筋的形态，色泽。若小儿高热并见鼻根，眉间，唇周色青，须防惊风发生；如鼻根与颞部青筋暴露，面色萎黄或淡白不华，提示体质虚弱，脾肾不足或营养障碍。宜选用健脾益气之药，如党参、白术、茯苓、鸡内金、焦三仙等。

2. 鼻色黄

鼻属脾经，黄为脾色，所以脾病多见鼻色黄。《金匮要略》说："色黄者，胸上有寒。"因脾病不能散精四布，水饮内停胸膈之间。故说"色黄者，胸上有寒。"寒指水饮而言。

鼻头色黄，多见于里有湿热，或胸中有寒，小便不利。由于湿热蕴于中焦，肝失疏泄，肝病反侮脾土，脾不能散津于鼻或水饮停聚胸膈间，气机失畅均可见鼻色黄，如鼻头黄而无津主气虚有痰。鼻头色黄干燥枯槁，如土之色主脾火津枯，属脾绝之征。多属病情危重。

形色青主寒痛，面色泽气血充。

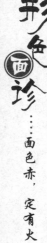

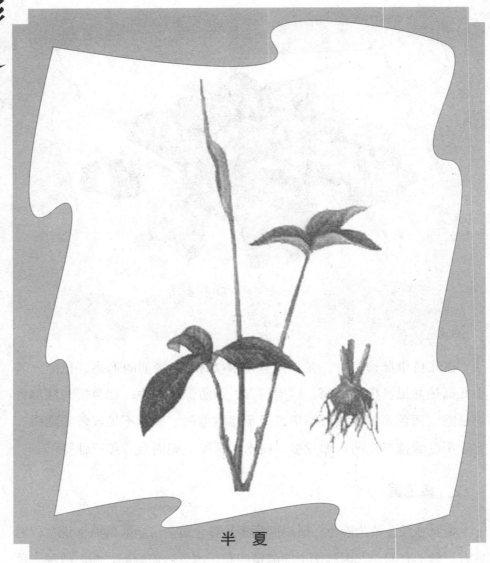

半　夏

　　由于湿热壅结中焦，肝胆疏泄失常而出现鼻色黄者，多伴见胸胁胀闷，纳呆，大便干燥，尿黄赤，舌质红，舌苔黄腻，脉弦数等证。治宜清热利湿，疏泄肝胆。药用栀子，黄芩，柴胡，猪苓，滑石等。如系脾胃虚弱，生化无源，水津不能上布，水饮停滞，浊阴上逆而见鼻色黄而兼咳嗽，痰稀，胸胁支满，不能平卧，脉沉滑。治宜补气健脾，利水逐饮。药用茯苓，白术、半夏、党参、葶苈子等。

3. 鼻色白

白色主虚、主寒、主脱血、夺气。鼻色白为血色不能上荣，多见于失血过多之证。

由于阳气虚衰，血运无力或大失血而致血脉空虚，或寒凝经脉，气血不充，血不上荣于鼻而见鼻头色白。临床常见有苍白、淡白、㿠白等。如见鼻色白同时伴见全身虚弱，头晕，嗜卧，畏寒，四肢无力，精神怠倦等血虚证，治疗宜补血养血，健脾温中。可选用人参归脾丸内服治之。

若见鼻色白而微润者，为有生机。鼻头色白如枯骨者。为肺绝，属恶候。

小儿见鼻头色白，主脾虚泄泻，乳食不化，临床应辨证施治。给予补气健脾，和胃消食。药用山药，白术，党参，鸡内金，焦三仙等。

4. 鼻色赤

《素问·刺热篇》说："脾热病者，鼻先赤"。脾统血，鼻准(鼻尖)属脾，为血脉聚集之处。脾热则血热，血热则鼻准肌肤红赤。或由于风、热、湿邪壅结于肺脾二经，均可导致鼻色赤。鼻尖微赤，主脾经虚热。女子若见鼻翼色赤，大如榆荚，主闭经不月。小儿鼻柱红紫易患疖肿之病。如临床常见的鼻疮、鼻疔、酒齇鼻等病，即为肺脾实热，肺风血热及肠胃湿热内蕴上蒸于鼻而致的以鼻头红赤为主要症状的疾病。关于鼻疮，鼻疔、酒齇鼻详见后篇。

形色青主寒痛，面色泽气血充。

5. 鼻色黑

鼻居面中，属阳中之阳，为清阳交会之处，又为肺窍。当脏腑有病而致阳虚，阴盛，经脉失养，血行不畅或肾精亏耗，或水气上泛，或瘀血久停，使清阳之气不能上温鼻窍而见鼻色黑。如鼻头微黑，主水气内停。其病因当责之于肺、脾、肾三脏之虚。临床应分别辨明属于何脏之虚，然后给予适当的治疗。鼻黑黄而亮者，多为内有瘀血。引起血瘀的因素大致有寒凝、气滞，气虚等。治疗宜选用桂枝，当归，红花，赤芍，枳壳，黄芪等药。鼻焦枯而色黑，多为房劳伤肾。常伴见肾精亏耗之证状。临床宜用山药，菟丝子，益智仁，狗脊，淫羊藿，萸肉等药。男子鼻翼色黑，多为腹痛，黑色下连人中，多为阴茎睾丸疼痛；女子鼻翼色黑，常为膀胱子宫之病痛；鼻头色黑且微浮而明，如涂羔者，主暴食不洁；鼻孔干燥色黑如烟煤状是阳毒热深；鼻尖色黑而冷滑者主阴毒冷极。鼻青冷连颐者，主肺胃气绝，为极危证。如见面色黑而鼻色亮且滋润者可治，鼻色枯槁者难治。鼻色明润主胃气未伤或胃气来复之征。临床若见鼻色黑者，应认真观察后审因，辨证论治。

慢性气管炎，肺气肿患者唇鼻色黑，伴见咳喘，气急，心慌，气短，动则喘甚，提示肺病及肾，肺肾两虚，痰饮内停。治宜滋补肺肾之气阴。药用人参，麦冬，五味子，山药，菟丝子等。

慢性肝炎，肝硬化患者，鼻灰黑而黄，是典型的肝病之色，多属于瘀血久停，气阴亏损。治宜活血化瘀，补气软坚。药用茯苓，山药，青皮，红花，鳖甲，龟版，巴戟天等。

慢性肾炎日久，鼻色黄黑，伴见腰膝痿软，小便不利，畏寒肢冷，乃脾肾阳虚冷极，水色上泛。治宜补肾健

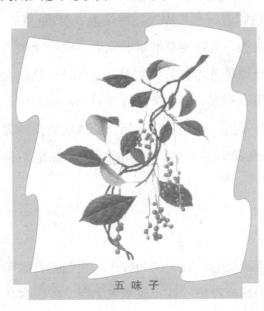

五味子

脾，温阳利水。

6. 鼻孔干燥

鼻干是指肺窍干燥而言，此证可因肺胃热盛引起，或外感燥热之邪，或津血耗伤所致，也可因气候干燥，或粉尘作业等原因所致。治宜用清肺泄热或养阴润肺之剂。可用养阴清肺丸治之。

如系老年人，体虚之人长期营养障碍或瘀热内结而致精血亏少，阴伤血燥者，可见鼻干涕少，口干唇燥，体瘦，皮肤干而粗糙，毛发枯槁脱落，大便燥结，舌红少津，脉细涩者。治宜补血润燥，养阴生津。

（二）鼻部疾病

本节中鼻病包括鼻的红、肿、生疮、疔、鼻出血、鼻塌等内容。下面逐一进行介绍。

1. 鼻红肿生疱

本病指生于鼻尖、鼻翼及鼻前庭部位的疔疱疖肿。

其病因主要由于风热邪毒上犯肺经，壅聚熏蒸鼻窍肌肤，或因肺胃素有积热；又恣食膏粱厚味，辛辣炙煿之物，以致火毒结聚，循经上犯鼻窍而成疔疱。

病初起时鼻部红肿形如粟粒，但根脚弥散而坚深，有若钉钉之状，或麻或痒，掀热微瘰，3～5日后疱顶现黄色脓点，顶高根软，多自溃脓出，肿。消而愈。可有全身不适，形寒，发热，舌红、苔白或黄，脉数。

治疗宜疏风清热，解毒消肿。选用黄连上清丸治之。

若火毒壅盛内陷，见鼻肿如瓶，疱头紫暗，顶陷无脓，根脚散漫，并

形色青主寒瘀，面色泽气血充。

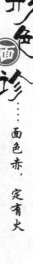

有头痛如劈，两目合缝，高热，烦躁，神昏谵语，口渴，舌红绛，苔黄燥，脉洪数。此为疔疮走黄逆证。

治疗宜选用连翘败毒羔加西药抗菌素类。神昏谵语者加服安宫牛黄丸、紫雪散。

外治可选用野菊花，芙蓉花叶，鱼腥草，地丁捣烂外敷。

本病应注意，在治疗中切忌一切挤压、触碰、挑刺、灸法及早期切开引流，以免脓毒扩散入侵营血，内犯心包。

现代医学认为，鼻疖多因挖鼻，拔鼻毛损伤肌肤，金黄色葡萄球菌乘机侵犯毛囊、皮脂腺、汗腺引起。糖尿病患者抵抗力较弱，易患此类病。

2. 鼻疳

鼻疳是指鼻前孔附近皮肤红肿，出现粟粒状小丘，灼热微痛，微痒，继呈表浅糜烂、结痂，甚则皲裂，久则鼻毛脱落，反复发作，经久不愈。一般无明显症状。本病生于小儿名为鼻䘌疮。相当于现代医学的鼻前庭炎。

(1)由肺经风热瘀阻于鼻而致者，如果余邪滞留不清，可反复发作，经久不愈。治疗宜清热解毒，疏风宣肺。选用黄芩，栀子，连翘，薄荷等药治之。

(2)由湿热郁蒸于肌肤，脾胃失调而引起者，多见鼻翼及口唇焮红肿疼，糜烂或皲裂出血，鼻窍不通，小儿可有腹胀，大便溏薄，舌苔厚腻，脉滑数。治疗宜健脾利湿，清热解毒为主，助以疏风止痒。可选用黄芩，栀子，黄连，茯苓，木通，滑石等药治之。

外治：可用杏仁捣烂，人乳调敷患处。

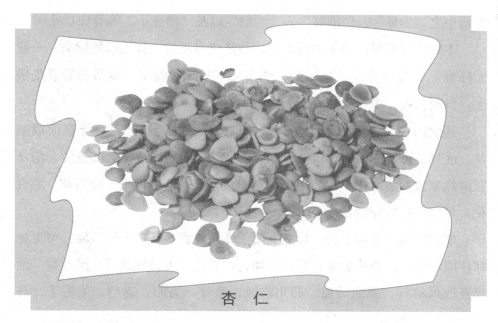

杏　仁

3．鼻内瘜肉

　　鼻内可见一个或多个赘生物，表面光滑，色灰白或淡红，半透明，触之柔软而不痛，可移动，若瘜肉较多较大，可引起鼻外形的改变，鼻梁变宽而膨大，同时伴有持续性鼻塞，嗅觉减退，涕多，头痛，头晕等证候。

　　鼻瘜肉的成因，常是外感风邪，肺胃积热，七情内伤等致鼻气失于宣畅，清道为湿浊阻塞，缠绵日久，壅结不散，生出瘜肉。本病与鼻腔或鼻窦的慢性炎症有关。

　　治疗以宣肺通窍，泻湿散结为主。可选用黄芩，栀子，辛夷，车前子，海藻等药治之。或采取手术摘除。

4．酒皶鼻

　　鼻尖、鼻翼及邻近颜面皮肤，潮红，油腻光亮，出现红丝，并有针头样或米粒样脓诊，表皮增厚，粗糙不平，状如橘皮，又似酒渣附逦，故称酒皶鼻。病损可延及面颊部，多由肺、脾、胃积热上蒸或酒湿熏蒸所致。

形色青主寒疼，面色泽气血充。

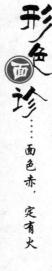

古籍中之"赤鼻"、"酒齄"、"酒皶"以及"糟鼻子"等等皆指此病。

本病病程缓慢,如不彻底治疗,往往终身不愈。如无继发感染,一般无疼痛。少有全身症状及体征,此类疾病只深及表皮,少数患者表皮增生,日渐长大,成为鼻赘。

其病因多为素有饮酒嗜好,贪饮日久以致酒毒血热上蒸于鼻而成皶鼻。症见:鼻红赤而暗,口淡无味,舌紫暗,舌苔厚或腻,脉沉涩。治疗宜清热凉血,活血化瘀。药用当归,赤芍,黄芩,生栀子,凌霄花,酒红花,丹皮,葛根等治之。

如由于风热郁结于肺,血热上蕴于鼻而成者,其症一般较轻,可见鼻红伴面颊发红,遇热加重,鼻腔干燥,舌质红,舌苔薄或黄,脉浮数。治疗宜散风清肺,凉血活血。药用防风,桑叶,当归,赤芍,生栀子,丹皮,酒红花等治之。

如系乎素无饮酒嗜好,而过食辛辣厚味,致脾胃积滞生热,热乘肺风,壅滞鼻面,滞结不散而成酒皶鼻者,鼻部皮肤红赤可轻可重,亦多遇热加重,遇冷则轻,大多无明显增厚,可有口臭,嗳腐,龈肿,胃脘不适,大便干秘,舌苔厚腻,脉滑数或沉实。治疗宜清胃和胃,凉血活血。药用竹叶,生石膏,生栀子,丹皮,炒枳壳,酒红花等治之。

外用生白矾,生硫黄,乳香各等分,同研末,每用手微抓动患处,以药擦之。

针灸治疗取穴:上星,合谷,迎香,曲池等穴。

5. 鼻赘

成人鼻尖皮肤红赤青紫,长出表面粗糙,光滑油亮的榴状物,或有蒂作悬吊状,或广基可以推动,或包埋鼻尖,鼻翼。或见儿童鼻尖长出肿物,如球有蒂,皮色正常,表面长毛,有者呈长筒状,有者内包软骨,均皮肤不红赤,不增厚,此多为先天性者。

以上两种鼻赘一般不疼痛，亦无全身体征。

成人鼻赘多由酒皶鼻后期，气血痰浊瘀结增生形成疣赘。儿童为先天性胚胎组织移位于鼻尖发育而成。

治疗一般以手术为主。

本病预后良好，伴有酒皶鼻的可用内服药调理(其治疗见酒皶鼻篇)。

6. 鼻衄

鼻衄，即鼻出血，是多种疾病常见的症状之一。"蠛血"、"红汗"、"倒经"等都属于鼻衄的范畴。出血严重者又称"鼻洪"。

鼻衄的原因很多，一般以热证实证多见。如肺经热盛，胃热炽盛，肝火上逆等。但也有虚证，如肝肾阴虚，脾不统血等均可引起鼻出血。下面分别介绍。

【肺经热盛】

热邪犯肺，上壅鼻窍，邪热灼伤鼻窍脉络，血液溢出而为鼻衄。证见：鼻孔干燥，鼻出血，色鲜红，咳痰少，舌质红，舌苔薄白而干，脉数。治疗宜疏风清热，凉血止血。药用桑叶，黄芩，山栀子，茅根，枇杷叶，丹皮等治之。

【胃热炽盛】

脾胃素有积热，多因饮酒过度，嗜食辛燥之品，以致火热内燔，循经上沸，损伤鼻中阳络，血随热涌出而致鼻衄。证见：鼻燥，鼻出血量多，色暗红，口干口臭，烦渴，大便燥结，溲赤，舌质红，舌苔黄，脉滑数。治疗宜清泄胃火，凉血止血。药用生地，犀角，丹皮，芍药等治之。大便燥者加大黄、瓜蒌通腑泄热。失血过多，面色苍白者加黄精、首乌等药。

【肝火上逆】

情志不遂，肝气郁结，久郁化火，肝火上逆，循经蒸逼鼻窍脉络。脉络受损，血液离经，上溢而为鼻衄。证见：鼻出血量多，血色深红，头痛

形色青主寒痛，面色泽气血充。

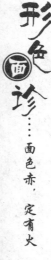

头晕，口苦咽干，烦躁易怒，目赤，舌红，苔黄，脉弦数。治疗宜清泻肝火，解郁止血。药用龙胆泻肝丸治之。

【肝肾阴虚】

肝藏血，肾藏精，肝肾同源。若肝肾阴虚，水不涵木，肝不藏血，以致虚火上炎，伤及血络，血不循经，外溢清窍而为鼻衄。证见：鼻出血时作时止，血色淡红，口干少津，头晕耳鸣，舌质红或绛，少津，舌苔少，脉细数。治疗宜滋养肝肾，养血止血。选用知柏地黄丸治之。

【脾不统血】

脾统血，脾气虚不能统摄血液，血液离经外溢而致鼻衄。证见：鼻出血，色淡红，面色不华，食少，神疲乏力，舌淡脉弱。治宜健脾益气，补血止血。可选用人参归脾丸治之。如见阴虚及阳，足冷面赤，脉虚大等虚阳上越之症，治宜引火归源。用附桂八味丸治之。如仍鼻出血不止，脉大中空，心神恍惚，不省人事。当急用人参煎汤速服。以补气摄血，救逆扶危。

外治可用冷水浸湿毛巾或用冰袋敷患者前额或颈部。或令病人双足浸于温水中。或以大蒜捣烂成茸，敷在涌泉穴上。

如果用上述各种方法未能止血，或出血较多时，可用鼻腔填塞压迫止血。

7. 鼻翼扇动

鼻翼扇动是指鼻孔开合扇动。临床伴有呼吸急促，咳喘，气短等呼吸困难的症状。其属于呼吸系统疾病过程中，邪气壅塞，肺气闭阻的严重证候。

若见病人鼻翼扇动，并伴有全身症状，高热，咳嗽频频，喘息气急，口渴烦躁，喉中痰鸣，舌红苔黄腻，脉滑数或洪数。乃外感风热之邪，内蕴痰热，风火痰热郁闭肺脏，使之清肃失令所致。治疗宜宣肺定喘，清热化痰。可选用麻黄，杏仁，生石膏，银花，葶苈子等药治之。

若久病出现鼻翼扇动，并伴见气喘，汗出，失神，面色晦暗青紫等症状，则为肺气将绝之征。病较难治。

8. 鼻柱溃陷

鼻柱溃陷是鼻骨腐烂败损，鼻梁凹陷。多见于三期梅毒病人。是杨梅结毒侵犯骨髓、关节、流窜脏腑、经络，侵犯鼻部出现鼻梅毒的症状表现。

鼻为至阳之所，阴毒初起，阳胜于阴，故一期梅毒少见有鼻部损坏。梅毒的病因是梅毒螺旋体感染所致。螺旋体在体内繁衍，毒力增加；伏热随起，而见全身淋巴结肿大，发热、头痛、大便闭结、咽喉干痛。鼻腔、鼻咽部因螺旋体的直接侵扰出现斑疹，梅毒瘤。梅毒瘤侵润及软骨骨膜发炎，溃疡流脓，烂不收口，鼻中隔败破穿孔，故鼻柱溃陷，鼻梁垮塌成为鞍鼻。鼻翼软骨败损致鼻翼萎陷。病人自觉鼻塞，头痛、嗅觉缺失，萎弱无力，说话带鼻音，最后病及脏腑与神经，出现中毒性衰竭。

治疗宜清热除湿，凉血解毒。药用土茯苓，川芎，当归，白芍，熟地，苡仁，银花，白癣皮等治之。

9. 鼻柱崩塌

鼻柱崩塌为麻风病毒侵犯鼻部，并损坏鼻骨、鼻中隔软骨而出现鼻梁塌陷的临床症状。

麻风是由麻风杆菌感染而引起的一种慢性传染病，发展缓慢，病程漫长。多为接触传染，感染后约经半年至5年方发病，故潜伏期长，不易追溯其传染源。麻风杆菌易犯皮肤、黏膜、浅神经膜内、骨膜、骨髓、肝、脾、睾丸、淋巴结等组织。鼻部常是麻风杆菌侵犯的最早部位，鼻分泌物中常带细菌，为常见的传染源。麻风分瘤型、结核样型。鼻部麻风以瘤型

形色青主寒痛，面色泽气血充。

为主。

感染麻风病毒后，初起见呼吸不畅，鼻塞，鼻出血，鼻分泌物呈黏液性或脓性，继而鼻部麻木，感觉减退或消失，皮肤及黏膜出现结节，鼻孔变小，鼻塞加重，进而结节溃破，软骨骨膜等糜烂，使鼻中隔穿孔，鼻小柱败坏，鼻翼缺陷，鼻毛脱落，鼻柱崩坏塌陷出现鞍鼻、塌鼻。并可见耳垂肿溃，眉落目损等症状。此乃"麻风"恶候。因风湿相浸，气血凝滞，表里不和，脏腑痞塞，阳火所变。或为体虚感受暴疠风毒，或接触传染，内侵血脉而成。

治疗宜祛风化湿，活血杀虫。药用全蝎，石斛，天麻，羌活，防风，苦参等治之。

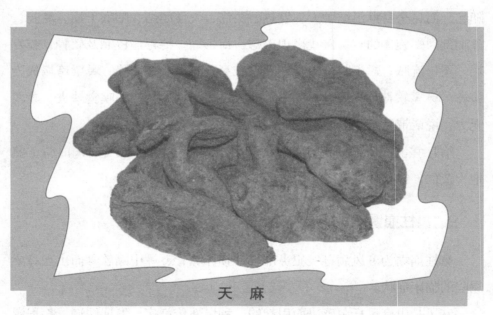

天　麻

预防及预后：患者必须隔离，切断传染源。生活用具需固定个人专用，用后消毒。生活废品，用后焚烧。患者需戒房事，忌厚味，忌发物，不可动风。经积极治疗，本病愈后良好，但治疗时间较长，而且常有瘤型麻风急性反应，需专门治疗。

第五章
望耳诊病

Chapter

05

　　耳司听觉，主平衡，位于头部，是清阳之气上通之处。耳又为肾之窍，手足少阳经布于耳，手足太阳经和阳明经亦行于耳之前后。耳为宗脉之所聚，为心之客窍，肝脉络耳，胆经络于耳，肺经之结穴在耳中，脾不及则会九窍不通。全身各大脉络都聚合于耳。使耳与人体五脏六腑，四肢百骸都有密切的联系。脏腑的生理功能和病理变化常循经脉反映于耳，相反耳发生病变，亦循经脉波及所属脏腑。当某一脏器有病时，耳廓上相应的区域会反应出苍白、充血、脱屑、结节、压痛等色泽和形态的改变或听觉的异常。根据这些异常变化，来判断内脏的病变。因此，耳诊有必要进一步研究和探讨。

　　望耳诊病，是耳诊的一部分，它是通过人的眼睛观察耳壳色泽、形态、以及分泌物的变化，然后进行诊断疾病的方法。

　　应该注意：望诊时不要擦洗和过力提拉耳廓，以免皮肤变色，甚至把病理反应物擦掉，影响诊断的准确性。观察时要在自然光线下进行，若在灯光下诊察，则光线一定要充足。

（一）耳色诊病

人的正常耳朵，丰厚光泽红润。这说明人体健康无病，肾气旺盛。当耳的色泽发生变化时，人体就会产生疾病。望耳色，无论何色，一般以颜色鲜明泽润为吉，沉浊晦暗为凶。色明为新病，色晦为久病。

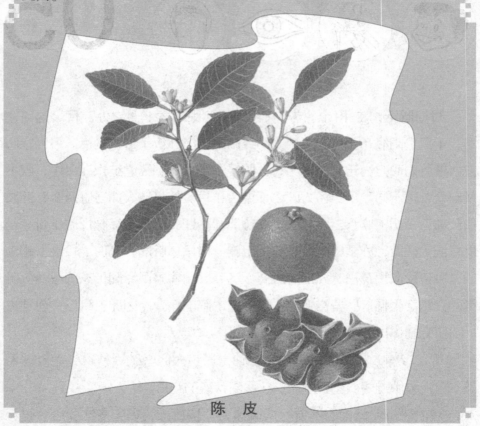

陈 皮

1. 耳色白

耳轮色白，多为寒。耳轮色白，而兼有风寒表证时，则为暴受风寒，寒凝络脉，血行迟滞，径脉收缩所致。治宜祛风解表为主。可选用辛温或辛凉解表剂治之。如素体阳虚内寒，见耳轮色白，肢冷、脉微、腹疼、便溏、舌淡苔白者。治宜温中散寒。可选用附子理中丸治之；若耳淡白不华为气虚，肺气不利。证见：气短而喘，动则尤甚。治宜补气利肺定喘。可选八仙长寿丸治之；若耳壳薄而㿠白，或苍白无血色，为大失血，或久病气血亏虚，血不上荣于耳。治宜补气生血。选用当归、熟地、党参、白术、白芍、阿胶、鹿胶等药治之；若耳厚色白，并见咳喘，多痰，气短乏力为气虚有痰火。治宜健脾益气，化痰清火。选用党参、白术、陈皮、半夏、川贝等药治之。

2. 耳色青

耳轮青冷，多为寒痛，或惊风。寒为阴邪，其性清冷、凝滞、收引，伤人阳气，阻碍气血运行。耳为清窍，是清阳之气上通之处。感受寒邪后，因寒性阴凝，气血运行不利，血不上荣于耳，阳气亦不得上达温煦于耳，故耳轮青冷。但寒邪滞于何经、何腑、何脏应详加辨证。如寒邪郁于经脉，则见头痛、身痛、咳喘痰稀、形寒肢冷、脉迟缓或紧。宜解表散寒、药用羌活、荆芥、防风、桔梗、杏仁等治之；如寒中于里，损及脾胃之阳，升降失常，运化不利，则见腹痛、遇冷加重，得温则减，口淡不渴，肢冷，肠鸣，呕、泻、舌淡苔白滑，脉沉迟。治宜温中散寒，可用附子理中丸治之；如寒滞肝脉，则见少腹牵引睾丸坠胀冷痛，或阴囊收缩引痛。舌苔白滑，脉沉弦或迟。治宜暖肝散寒，止疼。药用茴香桔核丸治之。

耳轮青冷亦见于小儿惊风。其病因多为外感时邪，内蕴痰热，及久吐久利，脾虚肝盛等因素引发。小儿急惊风宜用疏风清热、熄风镇惊法。可选用葛根、钩丁、菖蒲、羚羊粉、或用牛黄抱龙丸，紫雪散等治之。慢惊风宜用温中健脾，救逆回阳法。药用人参、白术、干姜、龙骨、牡蛎等药治之。

形色青主寒痛，面色泽气血充。

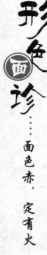
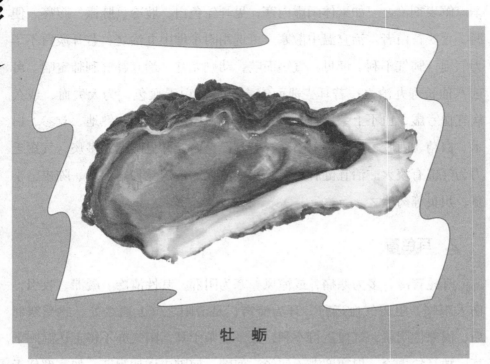

牡　蛎

3. 耳色赤

　　耳轮皮肤微红，为风热之邪阻于肌肤，气血不畅，故见耳轮发热而微红或伴耳痒。治疗宜疏散风热，凉血解毒，可选用桑叶、防风、黄芩、栀子等药治之。

　　耳轮皮肤潮红，伴见丘疹，耳痒，见于婴儿耳部奶癣或湿疹，是由胎热遗毒，结合风、湿、热邪互相阻结、交搏于耳部肌肤所致。治宜疏风清热，解毒利湿。宜服犀羚丹，小儿可服五福化毒丹治之。

　　外用青黛、黄柏、轻粉各9克，蛤粉、煅石膏各18克，共研细粉、外朴于婴儿湿疹患处。

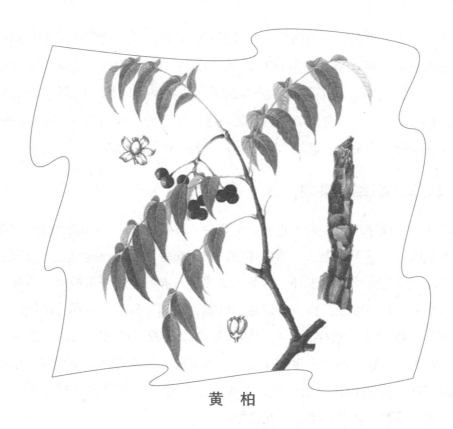

黄　柏

　　耳壳红赤为上焦心肺积热，属少阳相火上攻，肝胆湿热及热毒上蒸于耳，可导致"耳疱"、"耳烂"、"外耳丹毒"等病证。(其治疗见耳轮红肿，外耳丹毒)

　　如见久病耳壳微红者，多为阴虚火动，治宜滋阴降火。方用知柏地黄丸治之。

4. 耳色黑

　　耳轮色黑，多为痛甚，常见于剧烈疼痛之病证。可因寒凝、气滞、血瘀，虚极，肾阳不足，或肾水寒极生火。导致气血凝涩，经脉闭阻，不通则痛。耳轮不得阳气之温煦而见色黑。

　　如耳轮干枯焦黑，多为肾水亏极，可见于温热病后期，气阴俱耗及消

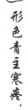

形色青主寒疼，面色泽气血充。

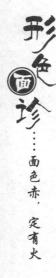

渴证之下消，或久病、重病导致肝肾阴亏，肾阴久耗，肾气竭绝者。如慢性心力衰竭，慢性肝病，肝硬化，肾病后期，脏腑俱病，肾阴耗竭于下时，耳为肾之窍，耳不得肾水滋养润泽。均可见不同程度的耳轮干枯焦黑，晦暗之色。此乃肾气将绝，肾之本色显露于外，属病情危重症。治宜滋补肝肾阴亏为主。可选用六味地黄丸，金匮肾气丸治之。

5. 耳背红络显现

耳背红纹浮现，多见于儿科。小儿为"纯阳之体"，肌肤幼嫩，纹络易于显露。当感受温毒，风热病邪后，邪正交争，热盛血脉充盈，血液上充，而见耳背红络显露于外。若兼见身热，面赤等症须注意痘疹。若耳背红络明显，耳根发凉。伴见：发热，咳嗽，喷嚏，鼻塞，流涕，眼泪汪汪等证为麻疹先兆。治疗在发病初期宜用辛凉透表，疏风清热。可选用葛根，升麻，连翘，薄荷，牛蒡子等药。病重时分期处理。在见形期多用清热解毒法。选用银花、板蓝根、黄芩、桔梗等药。收没期以甘凉养阴为主。选用沙参、麦冬、桑叶、花粉等治之。

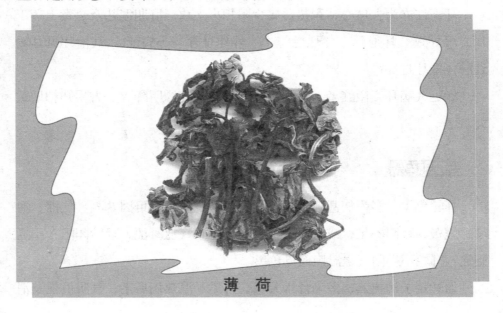

薄 荷

临床常根据耳背纹络的多少，纹形及颜色深浅来推断疾病的深浅轻重。耳背纹络如竹丫形，分支少者为无病，或有病亦轻浅。纹络如树枝形，分支多，为有病且重。纹络如网状形，粗细难明，纹多且乱，状如蛛网者为病危。耳背纹络颜色，一般以纹红主热在里，为病较轻浅。纹青为气滞、血瘀、惊风。纹紫，为热邪内闭。皆为病较深重。纹黑为寒邪内伏，主病危。临证时可作为参考。

（二）耳形诊病

望耳形包括：望耳的红肿、萎缩、耳轮甲错、耳痔、耳蕈、耳挺、耳道流脓等耳病。

1. 耳轮萎缩

耳壳丰厚，柔软而润泽，是先天肾水充足，肾之真阴真阳充盛，五脏六腑，十二经脉之气血充盈，能上贯清窍的表现。所以，人体健壮无病。耳聪目明，智能敏慧。人的生长发育生殖机能旺盛。反之，耳轮瘦薄干枯，不丰润，是先天肾阴不足之表现。如伴见：耳鸣、耳聋、腰膝酸软而痛、发白早脱、齿牙动摇，男子阳痿、遗精、精少不育，女子经少、经闭不孕以及水肿，二便异常等症。则为肾精亏少、肾气虚衰、脏腑不足、气血不能上润于耳所致。多见于成人早衰，或久病，重病失养之人。老年人见耳枯不荣，有皱褶是营养障碍，脏腑虚衰的表现。耳垂见斜行皱纹是冠心病之征。耳轮明显萎缩，皱折、颜色苍白，枯槁是肾气欲绝，属病情危重。如小儿耳薄瘦小，不润泽，则为先天发育不良，或后天调养失宜。易致"五迟"、"五软"证(发育迟缓、身材矮小、智能和动作迟钝、囟门迟闭，骨骼痿软无力，等等)。耳轮焦枯垢泥者，为病在骨。亦说明病情

形色青主寒疼，面色泽气血充。

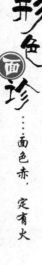

深重难治。

治宜补肾填精。可酌情选用，六味地黄丸，金匮肾气丸，虎潜丹，天王补心丹等治之。

2. 耳轮红肿

耳轮红肿，属于"耳疮"、"耳烂"的范畴。相当于现代医学的耳郭软骨膜炎。

病因多为体虚，外邪入侵，或少阳相火上攻，或肝胆湿热火毒上蒸于耳。导致湿热火毒之邪壅滞不散，阻碍经络，气血的运行，使耳轮发红，厚肿，疼痛。湿热停聚日久，灼伤气血、津液，可导致蒸腐成脓。临床主症以耳轮剧痛，灼热，局部红肿，病势加重逐渐蒸腐成脓。伴有发热、口渴、大便干、尿赤少，舌苔黄或腻，脉滑数。治宜清热解毒，疏泄肝胆。可选用龙胆泻肝丸治之。

3. 耳轮肌肤甲错

耳轮肌肤甲错，是指耳轮皮肤干枯粗糙。常如鳞甲干错。多由血虚，血燥，或瘀血内阻所致。血虚易致血燥，血燥而能生风，风盛更易痒甚，抓之脱屑。因血虚不能荣养肌肤，则肌肤干燥粗糙、脱屑。加之湿浊久留不去，肌肤失养。故见肌肤变厚，粗糙，皮纹加深。瘀血内阻，新血不生，耳轮肌肤不得新血之营养润泽而发生耳轮的鳞甲干错。

若耳轮肌肤甲错，同时伴见搔痒、脱屑、面色不华、神疲乏力、舌质淡苔薄白、脉濡软。治宜养血祛风，清热利湿。药用当归、熟地、白芍、白癣皮、地肤子、蝉蜕、川芎等治之。若耳轮甲错见两目黯黑，腹满不能饮食，乃瘀血内阻。治宜补虚活血。选用大黄䗪虫丸治之。但本药破瘀力浚，非审证正确，不宜轻用。

4. 耳痔、耳蕈、耳挺

外耳道长出小肉样之新生物，形如樱桃或羊奶头，称为"耳痔"。若小肉头大，蒂小，可摇动。状如蕈者，称"耳蕈"。若小肉如枣核细长，胬出耳外，触之疼者为"耳挺"。现代医学认为是耳道乳头状瘤。因形态上的不同而名称各异。

耳痔、耳蕈、耳挺，三者皆因肝、肾、胃经火毒，湿热，凝聚耳窍，刺激表皮的鳞状细胞，繁殖增生，形成小肉样肿块，带小蒂，大可如蕈，小如绿豆。患者常有挖耳习惯，挖破再度染毒，可发生出血及血性分泌物。证见：耳痒，听力下降，耳痛等症。治宜清热利湿，泻火解毒。药用栀子、丹皮、柴胡、黄连、泽漆等治之。

外治以手术摘除为主。也可用硇砂9克、轻粉、雄黄9克、冰片1克、研末水调，点患处。

本病预后良好，戒除挖耳恶习，杜绝传染。

5. 耳道流脓

耳道有脓液流出，一般多为中耳疾病。如急、慢性化脓性中耳炎即是。中医外科称为脓耳。若流出黄脓称"聤耳"，或"耳湿"。流出白脓称"缠耳"。红脓称"耳风毒"。臭脓称"耳疳"。清脓称"震耳"。皆由足少阴，手少阳二经风热，湿邪上壅，或肝胆湿热，或肾虚相火上攻，或因浴水灌耳诱发。以耳痛、发热、耳内流脓、脉弦滑而数为主要症状。治宜内服龙胆泻肝丸或去医院五官科诊治。

如因虚火或病后诱发耳道流脓者，初起耳道肿痛，寒热，脉来细数、往往溃出黑臭青白稀脓。尤以小儿麻疹后，每易经常脓水不平，甚至耳后溃脓，腐烂损骨。极难收口。可用知柏地黄丸治之。如病情严重应由五官科处理。

形色青主寒痛，面色泽气血充。

6. 外耳丹毒

丹毒一病，又称火丹，天水。因患处皮肤鲜红如涂丹，灼热如烘烤，故称丹毒。多是风热化火，风火邪毒上犯，乘耳部皮肤破损，入犯肌肤而生。丹毒之发于头部者称抱头火丹。外耳丹毒即属抱头火丹。

证见：耳郭、耳垂、耳屏或附近皮肤焮红高起，表面起风粟，形如橘皮，周界清楚，热可灸手，指压红消，松指复红肿，痒痛交作，并有头痛、口渴、便秘、溲黄、舌红、苔黄、脉浮数。如治疗不及时或正不胜邪，邪毒壅盛，化脓流水，可见壮热烦躁，神昏谵语等症。耳周常有皮肤破损点，如抓伤，虫咬等。

治疗宜清热解毒，疏风散邪。药用黄芩、黄连、板蓝根、双花、元参、龙胆草、生栀子等治之。如邪毒内攻致神昏谵语、壮热、烦渴、恶心呕吐时加用紫背天葵、天竺黄、犀角等。

预防：注意清洁，戒除挖耳习惯，防止抓伤，虫叮咬等。

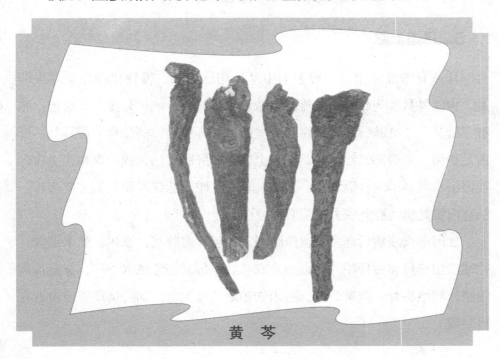

黄芩

7. 外耳湿疹

外耳湿疹是耳部过敏性皮肤病，常发生在耳郭，耳后沟，外耳道等处，有"旋耳疮"、"月蚀疮"等名称。因痒甚搔破，流出黄水，故又名"黄水疮"。发生在婴儿耳部的奶癣，亦属本病范围。

本病多因风、湿、热邪壅滞外耳肌肤，致肌肤濡养失调而生。

外耳湿疹在初发急性期，外耳道及耳郭周围皮肤红肿，微疼，瘙痒，搔破则脂水淋漓，全身伴有口苦，微热，胸腹胀满，恶心厌食，尿赤，苔黄腻，脉濡数或滑数。治宜清热利湿。药用苍术、黄柏、丹皮、公英、苡仁、萆薢治之。

如病变经年累月，即为慢性外耳湿疹，多因血虚血燥生风。

证见：耳郭局部皮肤变厚，粗糙、脱屑、结痂、皮纹加深、肤色暗红或带灰。耳后沟处裂开。一般少有脂水。若因挖后感染也可有急性发作。有耳痒、耳痛、耳鸣、听力下降、神疲乏力、面色不华、舌淡苔白、脉濡软等症。

治疗：养血祛风，清利湿热。药选用当归、生地、白癣皮、地肤子等。

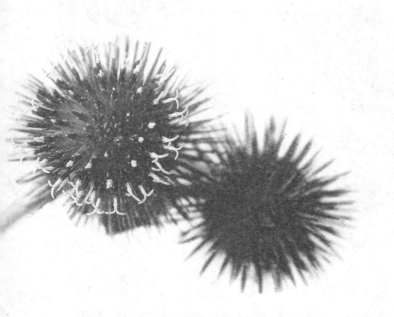

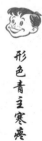

形色青主寒痛，面色泽气血充。

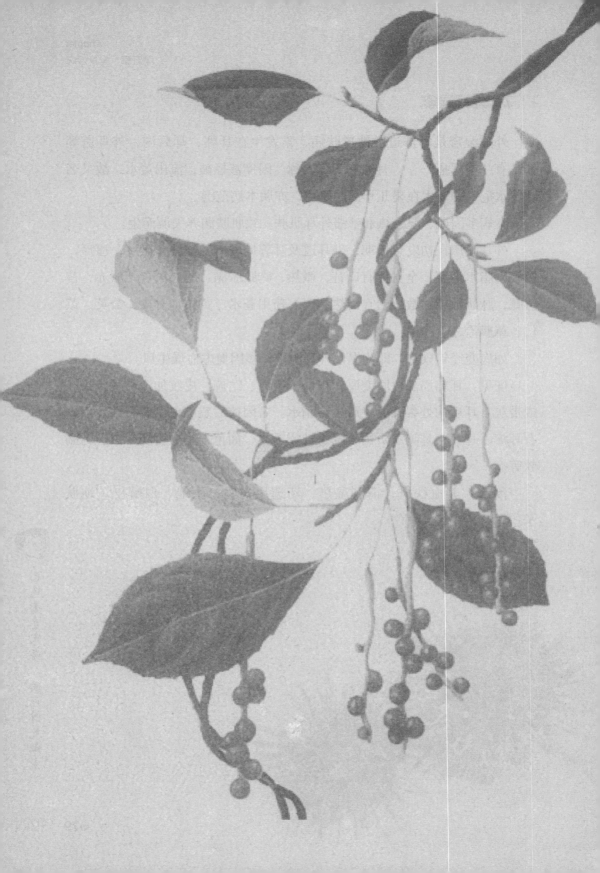

第六章
望唇诊病
—— Chapter

06

　　望唇，即医生用肉眼观察病人的唇色，润燥，形态及唇部的异常变化，来了解病情，借以诊断局部和整体的病变。祖国医学在长期的医疗实践中认识到，口唇通过诸多经脉与内在脏腑相连属，尤其与脾的关系最为密切，口为脾之外窍，唇为脾之华表，正如《内经》所说："口唇者，脾之官也。"因此，内在脏腑功能正常，津气旺盛上承，则唇口红润光泽，开阖如常；而内脏病变亦必然反映于唇口并影响其功能。所以，望唇一法则有助于了解邪正盛衰、病邪属性及病位所在，乃至病情的发展变化。

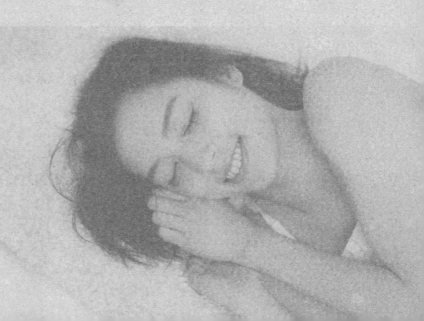

（一）唇色诊病

正常人的口唇色泽为红而明润，说明脾胃健运，脏腑精气充足，血脉调匀。见于小儿为健康易养；见于孕妇为冲任血盛易产；虽为病者，若见口唇红润，则易治易愈。下面介绍的是口唇色泽的异常情况。

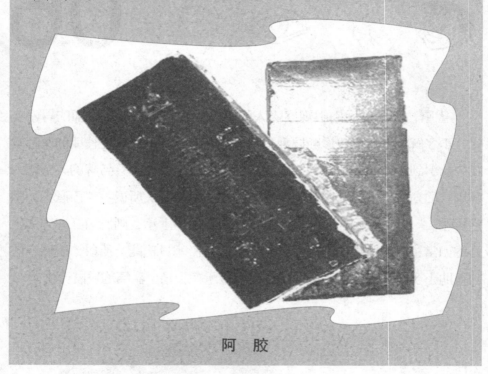

阿 胶

1. 唇色淡白

(1)唇色淡白多为气血不足之象。因脾不健运，化生无权，气血亏虚所致，常见于血虚诸证，相当于现代医学中的各类贫血。治宜益气养血之法，可选用当归、熟地、阿胶、黄芪等物。

(2)若唇色淡白而兼有心悸、失眠、食少乏力等证，为心脾两虚，血不养心所致，常见于惊悸、怔忡、不寐等证，相当于现代医学中的神经衰弱，植物神经紊乱及心脏病患者。治宜补益心脾之法，可选用归脾丸以养血安神。

(3)若唇色淡白而伴有畏寒肢冷，腰膝痠软等症，则属于虚寒证。多因脾肾阳虚，不得温煦所致。常见于腰痛，遗尿，阳痿，久泻久痢等病症。治宜助阳益气，温补脾肾之法，可选用金匮肾气丸之类。

(4)若唇色淡白而伴有久嗽、咳喘，此为脾肺气虚，痰湿阻肺，肺气失于宣肃所致。常见于咳嗽、哮喘、肺痿等久病体虚者，相当于现代医学中的慢性支气管炎、老年性咳喘、慢性支气管扩张等疾病。治宜补益脾肺，化痰平喘之法，可选用陈皮、半夏、党参、白术、茯苓等药。

(5)若唇色淡白而伴有脘腹冷痛，朝食暮吐者，为脾阳不足，胃气虚弱，虚寒内生之证。常见于反胃、呕吐、胃痛等病证中，相当于现代医学中的慢性胃炎，胃、十二指肠溃疡，胃神经官能症等疾病。治宜温中健脾之法，可选用附子理中丸之类。

(6)若唇色苍白如纸并见唇四周绕起白晕，此为亡血之征，乃因大失血所致。常见于产后大失血，宫外孕破裂，外伤出血，呕血及各种原因的大量出血，应迅速止血救治，并采用益气固脱之法，可选用人参、黄芪、当归、阿胶等药协助治疗。

(7)若孕妇唇白而干，为体虚血亏之象。多因脾胃素弱，饮食不当，营养不良所致。须谨防胎儿发育不良及难产、早产等情况。治宜健脾和胃，益气养血安胎之法。可选用熟地、阿胶、首乌、杜仲等药。并注意合理膳食，孕期保健。

形色青主寒痰，面色泽气血充。

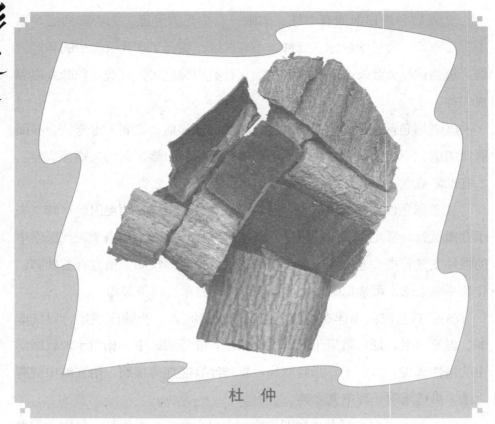

杜 仲

2. 唇色红赤

(1)唇色鲜红或嫩红,为阴虚火旺之征。多因热病后期或脏腑功能失调,津液不足,虚热内生,蒸藤于上所致。常见于温热病、虚劳,内伤发热,肺痨等证。相当于现代医学中的急性传染病恢复期,结核病及肿瘤等疾病的表现的症候。治宜滋阴清热之法。可选用六味地黄丸或知柏地黄丸等。

(2)唇色深红而干,为实热证之象. 多因外感热邪或脏腑热盛所致。常见于温热病极期,口渴、烦躁,高热阶段,或见于胃、肺、心、肝等脏腑火热证,如急性传染病初、中期,流感发热,肺热咳嗽,胃热呕吐,肝热头痛，热结便秘以及中暑、癫狂等病证。治宜清泻里热，清热解毒。可根据病变部位及程度酌情选用黄连、黄芩、栀子、大黄、连翘等药味，或用牛黄解毒片、黄连上清丸、三黄片、龙胆泻肝丸和导赤片等中成药。

(3)唇色红绛，为血分有热之象。多因温病热入营血或内热亢盛波及血分所致。常见于温热病中后期，热邪深入，血热发斑，或见吐衄出血；或心肝热盛，目赤鼻衄等。治宜清热凉血止血之法，可选用犀角、生地、玄参、白茅根等，或选用紫雪散、龙胆泻肝丸等。

(4)若唇如樱桃红色，并见昏迷者，为煤气中毒之征象。应立即将患者移至通风处，注意保暖，迅速送往医院救治。

3. 唇色青紫

唇色青紫是指口唇出现青深紫色或青淡紫色，多为里证、重证，是内脏阴阳衰弱、气血阻滞的外在表现，多伴有脏腑机能衰退症状。

(1)若口唇青紫而伴有肢冷、腹痛、便溏者，多因脾阳虚弱，胃气虚寒所致。常见于久病体弱，慢性消耗性疾病以及胃肠功能衰败患者。治宜温运脾阳之法，可选用附子理中丸。

(2)若唇青微紫而并见面色黧黑，虚喘腰疲而手足不温者，多因肾阳不足，命门火衰所致。常见于多种疾病的危重期，阴寒内盛，全身机能濒于衰竭的患者。治宜温肾散寒助阳之法，可选用附子，干姜，炙甘草，肉桂等药。

(3)若口唇青紫而伴有痰鸣喘嗽，不得平卧，咳吐痰涎者，多因痰浊阻肺，肺气不得宣肃，百脉不畅所致。常见于肺脏病证或脾肺双病，久治不愈者，相当于现代医学中的慢性支气管炎、肺气肿等病。治宜健脾利湿，降气化痰之法，可选用茯苓、干姜、细辛、半夏等药。

(4)口唇青紫或淡紫而伴有胸闷、刺痛、心慌、舌黯，为气滞血瘀，心脉瘀阻，气血不能上荣所致。唇色淡紫者偏于气滞；深紫者重在血瘀。

形色青主寒瘀，面色泽气血充。

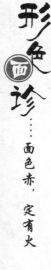

常见于胸痹，心痛等证，相当于现代医学中的冠心病或心胸部位的多种疾患。治宜行气活血，化瘀通脉之法，可选用栝楼、薤白、半夏、桃仁、红花、川芎等药。

4. 唇色青黑

唇色青黑，多提示病危难治。

(1)若唇色青黑而见肢厥身冷，神疲踡卧者，多为寒甚冷极或见于痛极之证，预后不良。

(2)若中风病人见口唇青黑相间，口吐白沫，身体僵直者，则难久于世。

(3)若孕妇而见面青唇黑，为气血大亏，不易救治。

(4)若水气病人全身浮肿，腹满胀大而见唇口发黑，则多主死证。

(5)若唇口青黑，呕吐剧烈，腹痛难忍，并见七窍出血者，为中砒霜之毒，生命危在旦夕。

（二）唇形诊病

正常人的口唇形态是指口角对称，双唇开阖自如，饮食、语言功能正常，唇体富有弹性，柔软光滑，唇内口腔黏膜正常。以下介绍的是口唇形态的异常。

1. 口唇燥裂

口唇燥裂又称"唇裂"或"唇焦"。表现为干燥无光，红肿焦裂，或裂开出血，是体内津液大伤，唇失滋润之征象。多为燥热之邪所致。

(1)口唇干燥而裂沟出血或红肿，并伴有口臭、烦渴、便秘，舌红苔黄者，为脾胃热盛之征。多因外感热邪入里或过食辛辣厚味，而使津液耗损所致。治宜清热泻火，生津润燥，可选用黄连、栀子、大黄、连翘、生石膏等药；或可用清胃黄连丸之类的中成药。

(2)口唇干裂而嫩红，并伴有颧红、潮热盗汗，虚烦不眠，舌红少苔者，为阴虚火旺之候。多因急性热病耗伤阴液或脏腑内生火热伤阴，或过服温燥劫阴之药所致。治宜养阴清热，生津润燥，可选用知柏地黄丸之类。

(3)口唇燥裂而色黑，为热毒盛极之候，预后多不良。

此外，秋季燥邪当令，易伤人之津液，也可见鼻咽干燥，口唇干裂失润，宜多饮清轻凉润之品。

2. 口角流涎

口角流涎，又称"涎下"或"口吐涎"。见于乳儿时期则为生理现象，不视为病态。若年龄增长，持续流涎，则称为"滞颐"。

(1)口角涎水时下，伴颜面麻木，口眼歪斜，恶风流泪者，为风中经络。多因外风乘经络空虚而侵袭头面所致。常见于面神经麻痹证。治宜疏风通络之法。可选用防风、白附子、天南星、全蝎等药。或施以针刺治疗及敷贴疗法。此证轻浅易治，诊治及时可恢复正常。

(2)口角流涎不止，伴有半身麻木不遂，口眼歪斜，或神志不清者，为风痰上涌之象。多因肝风内动，夹痰上扰，阻滞经络所致。常见于中风昏仆，癫痫发作等证，相当于现代医学中的脑出血，脑血栓形成，脑肿瘤以及各种原因导致的癫痫等。治疗上应根据其虚、实、寒、热，辩证立法选药。若痰浊湿盛者，宜益气化痰，息风通络，选用六君子丸与天麻丸等；若痰热肝旺者，宜清热化痰，平肝息风，可选用钩藤、牛膝、竹沥等，或酌情选用安宫牛黄丸之类。并配合针灸疗法恢复功能。

形色青主寒痛，面色泽气血充。

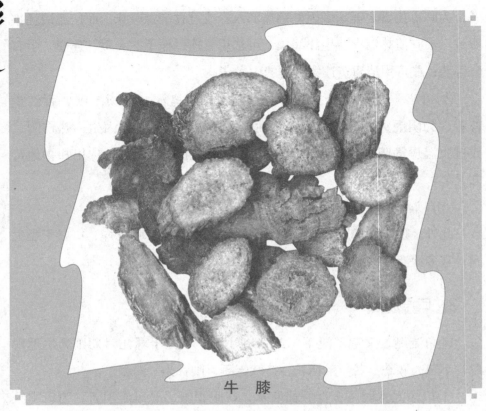

牛 膝

(3)口中流涎淋漓,口水清稀,并伴有面白神怯者,为脾虚不敛之象。多因脾胃素虚或伤于饮冷,以致脾胃虚寒,津液失于输布所致。常见于小儿脾胃虚弱,营养失调,发育不良者。治宜益气健脾,温中摄涎,可选用启脾丸,或用白术、茯苓、益智仁、佩兰、菖蒲等。

(4)口中流涎而口舌生疮,舌红起刺,苔黄者,为脾胃热盛之象。多因素体阳盛,或过食甘甜肥厚,内热上迫津液外溢所致。常见于小儿便秘、呕吐、积滞等证。治宜清胃泻火之法,可选用清胃散、导赤片或保和丸之类。

3. 口唇湿烂

口唇湿烂是指口唇有糜烂的症状,常同时见有口唇肿胀、干燥、裂口、脱屑、结痂等症。

(1)口唇湿烂，下唇偏重，伴有肿胀稍红和黄色痂皮，痂脱后底层光亮色红，舌红苔黄者，为脾胃湿热之象。多因脾胃有热或嗜食辛辣，温热熏蒸所致。治宜清热除湿之法，可选用栀子、茯苓、大黄、黄连等药。

(2)唇缘湿烂，肿胀不红，而渗液较多，结痂，裂口，脱屑，痂皮呈灰白色，舌胖淡、苔腻者，为脾胃蕴湿不化之象。多因脾虚湿盛，运化失职所致。治宜健脾利湿，可选用茯苓、陈皮、白术、厚朴等药。

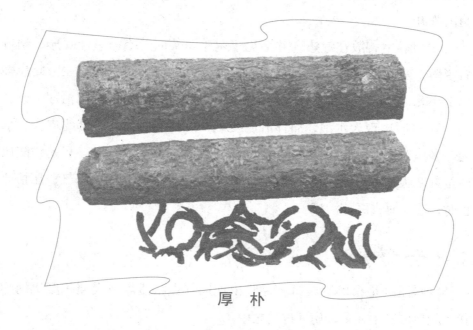

厚　朴

(3)口唇湿烂，局部皮肤增厚，色暗红，常附着有菲薄脱屑，或见有萎缩，舌暗红苔薄白者，为气滞血瘀之征。多因气机不畅，血随气结，口唇失于濡养所致。治宜活血化瘀，软坚散结之法，可选用桃仁、红花、川芎、当归等药。

(4)唇缘湿烂并见圆形皮损，边缘隆起，色淡光亮，脱屑，舌红少苔者，为血虚风燥之象，多因阴血不足，口唇失润，又脾虚有湿，遂生此症。治宜养血润燥，祛风除湿之法，可选用生地、玄参、当归、茯苓、白

形色青主寒痰，面色泽气血充。

鲜皮等药。

4. 口唇疱疹

口唇或唇周发生圆形水泡，或可融合，局部充血色红，同时涉及颊内黏膜和牙，伴有高热、烦躁、舌红苔黄者，为里热较盛之象。常见于外感热病过程中，相当于现代医学的单纯性疱疹。治宜泻火解毒，清热燥湿之法，可选用黄连、黄芩、生石膏、栀子、大黄等药；亦可选用龙胆泻肝丸。

(2)口唇生有散在疱疹，并多见于躯干与头面，疱疹呈椭圆形，结痂后脱落，从红色丘疹、疱疹至结痂，可分批出现，而同时存在。此症多见于小儿，称为"水痘"。属传染性疾病，宜解表透疹，隔离治疗。

(3)口唇出现大水泡，唇体肿胀变形，并伴有肢体、腕部的皮疹、水泡，多呈对称性，此为食物或药物过敏。治宜祛风解毒清热。可选用防风通圣丸之类；亦可服用维生素C及脱敏药物。然患者胸闷，憋气，病情严重时，应及时去医院治疗。

5. 口唇溃疡

口唇溃疡是指口唇或口腔黏膜出现局部点状溃烂或大面积糜烂的症状。此症可发生在多种病证过程之中。

(1)口唇或唇内黏膜溃疡，呈黄白色，单个或多个，呈凹陷或红肿者，多为心脾积热或阴虚火旺所致。此为"口疮"。详见于后。

(2)口唇及口内黏膜糜烂，且白屑满口，状如雪花，此为"口糜"，发于婴幼儿则称"鹅口疮"，多由邪热熏蒸脏腑，功能失调所致。详见于后。

(3)唇内溃疡糜烂，白屑延及咽喉，迭迭肿起，喉间痰鸣，面青唇紫，则易窒息，不可忽视，此为"白喉"，属传染性疾病。详见咽喉疾病。

（4）口唇溃疡多连及舌、牙龈或咽喉，并伴有目赤肿痛，外阴溃疡，精神恍惚等症，此为古人所谓之"狐惑病"，即由于湿热毒邪的浸淫，而导致的以咽喉、口腔黏膜及前后阴蚀烂为主证，并伴有精神症状的一种疾病，相当于现代医学中的白塞综合征。治宜清热化湿，泻火解毒。可选用黄连、栀子、竹叶、苦参、生甘草等药。

（5）若口颊黏膜近臼齿处出现细小白色溃疡斑点，点点如粟，周边红晕，黏膜红赤，此为"麻疹黏膜斑"，系麻疹初起的标志。麻疹亦为小儿急性传染病，初期治宜解表透疹，可选用薄荷、芥穗、葛根、蝉蜕等药；或用芦根单味药煎汤代茶饮。

（6）口唇或口腔黏膜出现片状溃疡，灰白色，经久不愈，不肿不红，则为"口腔黏膜白斑"，要警惕癌变，应及早根除。

6. 口唇肿胀

口唇肿胀是指双唇漫肿，或唇上出现硬结、肿块的症状。常同时伴有发红，溃破，瘙痒，疼痛等症。根据唇肿形状、性质，又分别称为唇风、唇疽、唇疔、唇核、唇菌、唇疳、唇癌等。

【唇风】

口唇漫肿发红发痒或痛如火灼，脱屑无皮，下唇为甚，又称"驴嘴风"，多因阳明胃经风火上攻而成。详见口唇疾病。

【唇疽】

唇疽生于唇上，色紫有头，大如枣李，肿硬如铁，时有痛木，为脾胃积热所致。治宜清胃泻火解毒。选用牛黄解毒丸、栀子金花丸。

【唇疔】

唇角或唇上生疔，色紫坚硬，形如粟米，唇口外翻，不能张合，寒热交作，为火毒之邪上攻所致。多属危证极易泛黄。治宜泻火解毒，可选用蒲公英、地丁、连翘、赤芍等。严重神昏者，乃邪毒内陷，为走黄之势，

形色青主寒疼，面色泽气血充。

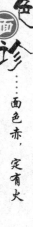
须送医院救治。

【唇核】

唇生硬物如核，色赤坚硬，由脾经湿热凝结而成，治宜清热利湿，可选用栀子、黄连等。

【唇菌】

口唇肿起，翻突如菌状，触之不痛，多因心脾积热或气滞血瘀所致，治宜清心除湿，行气活血，可酌情选用栀子、竹叶、丹参、连翘、川芎等。

【唇疳】

唇疳生于唇周四旁，红赤无皮，燥裂肿胀，此为小儿脾胃湿热上壅，多因小儿消化不良，食积停滞，脾胃湿热内生所致，治宜清热燥湿，消食健脾，可选用导赤片，磨积片等。

【唇癌】

唇上初结如豆，坚硬，久治不愈，胬肉翻花，痛极难忍，或出血、溃烂等，应及时治疗。

7. 口噤

口噤是指牙关紧闭，口合不开的症状，因其以牙关咬定难开为主要表现，故又称"牙关紧急"。

(1)口噤不开：项背强急而伴有恶寒发热，无汗或有汗，多因感受风寒湿邪所致，筋急项强，口齿拘紧，治宜宣散外邪，可选用葛根、麻黄、防风、桂枝、白芍等药。

(2)口噤项强：四肢挛急，伴面红目赤壮热，为里热炽盛之象，乃因感受热邪，热极生风。相当于各种急性热病所引起的高热惊厥。治宜清泻里热，息风止痉。可选用紫雪散或羚羊角粉冲服。若神志不清昏迷者，又当清心开窍，可选用安宫牛黄丸之类。

(3)口噤不语：四肢战栗，身形拘紧，面色青紫者，为里寒之象，多因寒邪中于脏腑，阴气不能外达，肌肤筋脉失于温煦所致。治宜温中祛寒之法，可选用附子、干姜、天麻等药。

(4)口噤牙紧，四肢抽搐，全身僵直，口吐白沫，呼吸急促者，为气郁痰壅之证。乃因痰气郁结，闭塞清窍，或挟风窜于经络所致。常由情志不遂引发，多见于癫痫，癔证或某些杂病过程中。治宜理气开窍豁痰之法，可选用苏合香丸或木香调气散等。

(5)若突然昏仆，不省人事，口噤不开，握拳，肢体强痉，醒后常伴有半身不遂者，为风痰上扰清窍之象。多因肝阳上亢，暴张化风，风痰内闭，气血逆乱所致。常见于中风证，相当于现代医学中的脑血管意外。治宜开窍息风化痰之法。若面赤高热，则宜辛凉开窍，选用安宫牛黄丸或至宝丹灌服；若面青身冷，则宜辛温开窍，选用苏合香丸等。

(6)口噤咬牙，手足蠕动，并伴有肢体拘挛，形瘦，舌红少苔者，为阴血亏虚之象。多因温热病后期，津液大伤或大失血之后，筋脉失养所致。治宜滋阴养血息风，可选用牡蛎、鳖甲、龟版、阿胶、白芍、生地等药。

(7)口噤项强，牙关微紧，并见有苦笑面容，甚则角弓反张，此为外伤风毒浸袭之候。多因金疮跌扑，皮肉破损，风毒内袭，引动肝风所致。相当于现代医学中的破伤风。治宜镇痉祛风之法，可选用全蝎、南星、防风、天麻、白附子等药。

(8)若孕妇口噤，突然扑倒，昏不识人，四肢抽搐者，此为"子痫"，古人又称为"妊娠风痉"。是指妇人平素肝肾阴虚，孕后阴血益亏，阴虚阳亢，化风内扰所致。相当于现代医学中的妊娠高血压引起的抽搐等高危之象。患者可自行苏醒，醒后又可复发。治宜滋阴潜阳，平肝息风，可用羚羊角粉、天麻、钩藤，白芍等药。并可配合针灸急救，针刺人中、内关、百会、太冲等穴位。

形色青主寒痛，面色泽气血充。

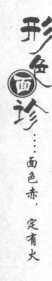

8. 口僻

口僻是指口角呈左或右歪斜之状，又称"口喝"或"口歪"。多口、眼同时出现歪斜。常见于中风证。

(1)突然口歪，口角流涎，语言不清，并伴有发热、恶风、耳下压痛者，此为感受风邪，风中经络所致。相当于现代医学中的面神经麻痹，属周围性面瘫。治宜祛风通络，养血和营，可选用全蝎、僵蚕、白附子、防风等药。亦可配合膏贴或针刺等法。此症若治疗及时、确当，可以恢复正常。

(2)口眼歪斜，或突然昏仆，伴有手足麻木，半身不遂，语言不利者，多为肝阳上亢，阳亢化风，气血逆乱，瘀阻经络或上闭清窍所致，相当于现代医学中的脑血栓形成或脑出血后遗症。治宜平肝息风，益气活血之法。可选用活络丹或天麻丸之类。亦可配合针灸疗法，以恢复功能。

9. 口张

口张是指口开而不能闭合，可分为脏腑气机将绝之征及局部病证两种情况。

(1)若口张如鱼口，喘促而呼多吸少，提示病情危重，脾肺气机将绝。若口开而同时见有四肢逆冷，冷汗自出，面色苍白者，则为脱证，为阴寒内盛，阳气亡脱所致。常见于各类危重急证中。相当于现代医学的各种休克。治宜回阳救逆固脱之法，可选用附子、干姜、炙甘草、红参、黄芪等药，并应及时给予抗休克治疗。

(2)若口张不闭，开合受限，口角流涎，语言不清，下颌前伸，耳前关节隆起、疼痛，此为颞颌关节脱位。多因张口过大或受外力打击所致。此时及时给予手法复位并加以固定即可。

10. 口撮

口撮是指唇口收缩，变窄变小如囊口，不能开阖的症状，又称"撮口"。

口撮一症常见于破伤风患者，伴有全身抽搐、痉挛；亦可见于小儿脐风，二者均系风毒侵袭，肝风内动所致。多属于危候，治宜祛风解毒，息风止痉，可选用防风、天麻、全蝎、南星等药，同时需要综合救治。

若口撮并见口吐白沫，四肢厥冷，唇口收缩锁紧，舌体强直，则难治愈，预后不良。

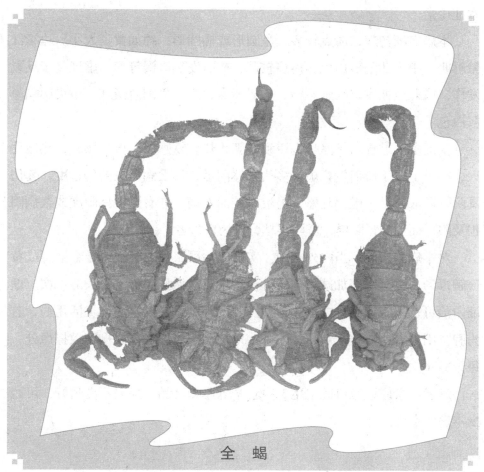

全　蝎

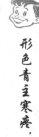

形色青主寒疼，面色泽气血充。

（三）口唇疾病

1. 口疮

口疮是指口腔黏膜或唇上生有黄白色表浅溃疡，又称"口疳"、"口疡"、"口破"。临床可分实证与虚证两类，相当于现代医学所称之阿弗他口炎，复发性口疮，创伤性黏膜溃疡，口腔黏膜结核性溃疡等。许多感染性疾病伴发的口腔溃疡或维生素B族缺乏症引起的口腔溃疡，也可参照本证诊治。

本病实证初起，溃点较多，呈圆形或椭圆形，约如黄豆大小。边缘红晕鲜明，中央凹陷黄白色，疼痛较甚，或有发热口渴等症。虚证易于反复发作，或此愈彼发，绵延不断，一般溃点较少，周围色淡红，中央凹陷呈灰白色。

实证多因过食辛辣厚味，以致心脾积热，复感风、火、燥邪，热盛化火，循经上攻于口而发。虚证多为素体阴虚，加之病后或劳伤过度，耗伤真阴，阴液不足，虚火旺盛，上炎口腔而发病。亦有因素体阳虚或久病阴损及阳，而致脾肾阳虚，虚阳浮越，发为口疳者。

对本病的治疗，当内外兼施。实证内治可服用凉膈散或导赤散，或黄连解毒汤，根据辨证加减用药，外治用朱黄散撒搽患处，每天5～6次。虚证内治可选用四物汤，或六味地黄汤，或补中益气汤，随证灵活用药，若为脾肾阳虚者，宜桂附八味丸，外治用柿霜末点患处，或柳花散搽患处，每天5～6次。

患者平素应注意口腔卫生，少食辛辣厚味之品，除去不良嗜好，可减少本病的发生。

2. 鹅口疮

本病是口腔黏膜溃烂，有特殊气味，满口白屑，状似鹅口，故称鹅口疮。又名"白口疮"、"雪口"、"口糜"，多发于婴儿。

本病可发生在口腔的任何部位，一般多发于舌、颊、软腭、口底。初起，患处稍红肿，出现白色斑点，略为凸起，斑点逐渐扩大联合成片，表面有白腐膜状物，如糜粥样，红肿作痛，白腐物不易拭除，强行拭去则出血，随后又生，因其疼痛，影响饮食，故小儿不能吮乳，多生啼哭，患者唾液减少，口腔干燥，口臭。病变偶可扩展至整个口腔，甚至蔓延至咽内或鼻外，引起呼吸不利，痰涎壅盛等症候。

婴儿患本病，多属胎中伏热，或产生肘感染邪毒，蕴积心脾，上蒸于口所致。成人多因饮食不节，素嗜炙煿，脾不化温，湿浊久蕴化热，上蒸口舌而生。

对本病应内治、外治兼施，内治可用导赤散；或凉膈散，以清热解毒，利湿除腐。外治可用冰硼散或黏膜溃疡散，撒患处，日撒5～6次，经常清洁口腔。

现代医学认为，本病为真菌属的白色念珠菌感染所致。当口腔唾液酸化，或广泛长期使用抗菌素，使口腔内细菌受到抑制，细菌间拮抗作用失去平衡，均有利于白色念珠菌的大量滋长而患病。长期使用抗菌素时，应特别注意口腔卫生，对重症患者可使用对霉菌有抑制作用的药物。

形色青主寒痰，面色泽气血充。

3. 唇风

唇风以唇部红肿、疼痒、日久破裂流水为其特征。因有口唇不时眴动，又名"唇眴"、"唇颤动"，俗称"驴嘴风"。可发生于双唇，但以下唇颤动较为常见，好发于秋冬季节，相当于现代医学中的剥脱性唇炎。

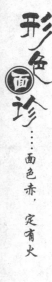

本病临床上可分为实证与虚证两类。

实证初起，唇部发痒色红肿胀，破溃流水，局部灼热感，继则出现口唇颤动，并伴有便秘，口臭，口渴喜饮，舌苔黄燥，脉象弦滑；虚证初起下唇发痒，红肿，继而口唇干裂，痛如火烧，好似无皮之状，唇颤，大便滞涩难解，舌红少苔，脉细数。

本病起因，实证多为胃火挟风，乃因过食辛辣厚味，胃腑蕴热，复受风邪外袭，以致风热相搏，循经上炎所致；虚证则为脾虚血燥，乃因感受秋季之燥邪，或过服温燥之品，耗伤阴血，血燥生风所致。

对本病的治疗，实证宜清热解毒，疏散风邪，选用防风通圣散之类，或可选用大黄、黄连、芒硝等药。虚证治宜养血润燥疏风，可选用赤芍、荆芥、川芎、当归、生地等药。本病外治可选用黄连膏，紫归油之类涂搽患处。

患者平素应忌食辛辣厚味，减少烟酒刺激，并注意口腔卫生。

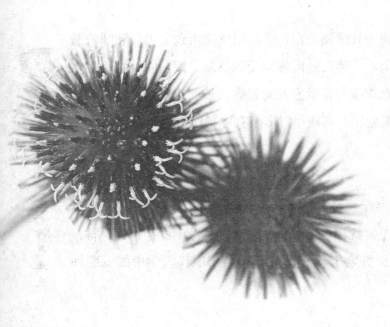

舌诊，是头面望诊的重要组成部分。它是随着祖国医学的发展而逐步形成的一种独特的诊断方法。临床实践证明，舌诊在中医诊断方面，有很大的价值，尤其在热性病的诊断上，更具有重要的意义。

　　舌，不仅是一个辨滋味，调声音，拌食物的器官，而且与脏腑经络有着密切的联系。舌为心之窍，脾胃之外候。舌质的血络极为丰富，为多气多血之器官，与心主血脉的功能相关。同时，舌又有丰富的味觉，助脾胃以消化食物。食物是人体的营养物质，是气血生化的源泉，所以，通过舌诊，可以窥测人体内部的变化。诸如脏腑之虚实，病情之深浅，津液之亏盈，气血之盛衰等等。另外，根据生物全息律的观点，任何局部都近似于整体的缩影，舌也不例外，故前人有舌体应内脏部位之说。据历代医籍记载，脏腑病变反映于舌面，具有一定的分布规律。其中比较一致的说法是：

　　　　舌尖多反映上焦心肺病变。

　　　　舌中部多反映中焦脾胃病变。

　　　　舌根部多反映下焦肾的病变。

　　　　舌两侧多反映肝胆的病变。

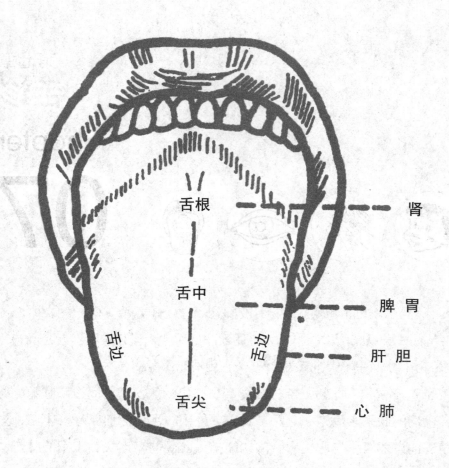

舌根　肾

舌中　脾胃

肝胆

舌边　舌边

舌尖　心肺

舌诊脏腑部位分属图

（一）正常舌象

舌诊，主要是通过舌的望诊来观察舌质和舌苔两个方面的变化。舌质，又称舌体，是舌之本体肌肉脉络组织；舌苔，是舌体上附着的一层苔状物。舌质和舌苔的综合变化，统称舌象。

正常的舌象是：舌色淡红、鲜明，舌质滋润，舌体大小适中，柔软灵活；舌苔均匀，薄白而润。简称为"淡红舌、薄白苔"。这是绝大多数正常人的舌象表现。它提示人的脏腑机能正常，气血津液充盈，胃气旺盛。

舌居口中，犹如内脏的一面镜子。舌象能灵敏地反映机体内部的病变，它可以在还没有任何临床症状时，就已有了某些变化，所以，舌象的异常及变化，可作为诊断疾病前期征象的依据。

（二）异常舌象

> 临床舌诊，主要是分辨正常舌象和病理舌象，疾病到了危重阶段，在舌象上又有特殊的变化，应当注意审察。

影响舌象的主要外界因素，一是光线；二是饮食。因此，在望舌时其光线以白天室内近窗的自然光线为宜，病人应面向窗口，不要背光。此外，各种有色的饮食或药物，会使舌苔着色，如牛奶、豆浆等可使舌苔变白，变厚；蛋黄、橘子等可将舌苔染成黄色；各种黑褐色食品可使舌苔染成灰色、黑色等。故望舌时，如发现异常，可询问病人的饮食，不应轻易地将这些作为机体的病理征象，应有所鉴别，以免影响正常诊断。

1.　舌质颜色异常

舌色，即舌质的颜色。一般分为淡白舌、红舌、绛舌、青紫舌四种。

【淡白舌】

淡白舌是指舌质的颜色较正常的浅淡，红色少而白色偏多，甚至全舌无血色。多由血液亏虚，血量减少，血色降低；或心阳衰微，化生阴血的功能减弱，推动血液运行的障碍，致使血液不能上荣于舌，而使舌

形色青主寒瘀，面色泽气血充。

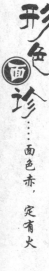

色浅淡。

淡白舌，主虚证、寒证或气血两亏证。如舌淡白而稍小，多属气血两虚；舌淡白稍胖嫩，或有齿痕，多为阳气虚衰。

【红舌】

是指舌色鲜红，较正常人淡红舌为深者，称为红舌。多因邪热充盛，气盛血涌，充盈舌体脉络，故色呈鲜红。

红舌，主热症。其有实热、虚热之分。若舌色鲜红而起芒刺，或兼黄厚苔，属实热证，多为外感温热邪气或风寒之邪入里化热，或脏腑机能亢盛，火热内生所致。正如《伤寒金镜录》所说："舌见红色，热蓄于内也。"若舌色鲜红而少苔、无苔，或有裂纹，则属虚热证，如慢性消耗性疾病。

【绛舌】

绛，为深红色。较红舌之颜色更深，更浓之舌，称为绛舌。绛舌形成的原因与红色相同，多为火热亢盛，煎熬营血，血液浓缩，其色变深，故成深红色。

绛舌，主热盛。在外感和内伤杂病中均可出现。属外感病者，为温热之邪进入营血；属内伤杂病者，为阴虚火旺。红绛色颜色越深，表明热邪越重。舌质由淡红舌，发展成红舌，再转变为绛舌，是热势渐增，病情加重之征；反之，舌质由绛转红，再变淡红，是热退病轻之象。

【青紫舌】

在舌质的颜色中泛现青紫色，称为青紫舌。青紫舌有多种表现：如淡白舌泛现青紫色，称为淡青紫舌；红绛舌泛现青紫色，称为绛紫舌；若舌色如皮肤上暴露之"青筋"，全无血色，称为青舌；舌上局部出现青紫色斑点，大小不一，不高于舌面，称为"瘀斑舌"，或"瘀点舌"。

青紫舌多由热毒炽盛、深入营血、营阴受灼，气血不畅；或因阴寒内盛，气血不畅，血脉瘀滞；亦可因暴力外伤，气滞不通，瘀血内阻所致。

青紫舌主病有寒热之分，但总由气血不畅，瘀血凝滞所致。若舌绛紫而深，干枯少津，多属热毒炽盛；舌淡紫而润，系阴寒内盛；舌色紫暗，为瘀血内滞之征。如全舌青紫，其病血瘀较重；局部舌见紫斑、瘀点，其病血瘀较轻。瘀斑、瘀点见于舌尖，主心血瘀阻；见于舌边，是肝郁血瘀；舌中紫暗，多主瘀阻胃络。

2. 舌苔颜色异常

舌苔，是散布在舌体上面的一层苔垢。正常舌苔是由脾胃之生气上熏，胃津上潮，凝聚于舌面所生。病理舌苔也与胃气之上升有关，但往往因病变而挟有食浊之气，诸病邪气上泛而成。由于患者的胃气有强弱，病邪有寒热，故可形成不同的病理性舌苔。

舌苔颜色的变化，主要有白苔、黄苔、灰苔、黑苔四种。观察苔色的同时，还必须结合观察苔质，即舌苔的质地，包括苔之厚薄、润燥、腐腻、剥落等，才能正确判断疾病。

【白苔】

白苔有薄厚之分。舌上薄薄分布一层白色舌苔，透过舌苔之间，仍可看到未全遮盖的舌质者，称为薄白苔。苔色呈乳白色或粉白色，舌边尖稍薄，中根部较厚，舌质被舌苔遮盖而不被透出者，称为厚白苔。

薄白苔，是正常舌苔的表现。也可见于外感表证初起，或各种内伤杂病病情轻浅，体内无明显热象者。在外感病中，若见薄白而润苔，舌质颜色正常，多为风寒表证；若薄白而微干，舌边、尖稍红，多为风热表证；薄白而滑，多为外感寒湿。

厚白苔，苔厚白滑或腻，多主痰湿、食浊内阻。若舌苔厚白而干者，常为痰浊上泛，热伤津液。若见白腐苔，主痰浊内停，胃浊蕴热。若苔白厚若积粉，揉之不燥，多由外感秽浊邪气，热毒内盛所致，常见于瘟疫或内痈。

形色青主寒凉，面色淬气血充。

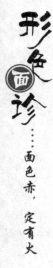
【黄苔】

黄苔，有淡黄、深黄和焦黄之分。淡黄苔，又称微黄苔，多由薄白苔转化而来；深黄苔，又称正黄苔，苔色黄而略深厚；焦黄苔，又称老黄苔，是正黄色中挟有灰褐色。黄苔多分布于舌中，亦可布满全舌。多因病邪入里，邪正化热，脏腑内热，胃气挟邪热上泛，重灼于舌而成。

黄苔，主里证、热证。如薄白苔中兼黄苔，叫黄白相兼苔，是外感表证，化热入里，但尚未完全入里的表现。

如苔薄黄而润，是邪初入里，热未伤津；薄黄而干、为邪热不甚，但津液已伤。

如舌苔厚黄而润，是内蕴湿热；厚黄干燥，主高热伤津。苔黄而腻，为湿热蕴结，重结于舌。

舌苔焦黄干裂，多为邪热炽盛，津液枯涸之征。

总之，苔色越黄，邪热愈重；淡黄为热轻，深黄为热重，焦黄为热结。

【灰黑苔】

灰苔与黑苔同类。灰苔，即浅黑苔。灰苔与黑苔，只是颜色深浅之差别，故并称为灰黑苔。舌苔是灰黑色，病情比较严重。黑为肾之本色，肾阳虚衰，里寒之极，寒水上泛，故舌苔灰黑而润；如里热极盛，肾水不能克火，反被里热炽灼重化，则舌苔灰黑而干。

灰黑苔，主里寒、里热之重证。一般来讲，其苔色越黑，病情越重。舌苔黑而干燥，还可结合出现在哪个部位以定脏腑。如舌尖灰黑，多是心肺火灼，心火自焚；舌中苔黑干燥，多是胃肠热极，或胃将败坏，或肠中燥屎；舌根苔黑，为热在下焦肝肾；全舌布满黑苔，是热邪弥漫，脏腑热盛之征。

3. 胖大舌

舌体较正常为大，轻则厚大异常，重则胀塞满口，不能掉动，称为胖大舌。胖大舌多因津液输布失常，使舌内有过多水湿停积所致。亦有因热毒、酒毒致使气血上壅，而使舌体胖大者。

舌体胖大主病有四：一是水湿痰饮；二是血热上壅；三是酒毒冲逆；四是中毒血瘀。

胖大舌常伴有舌边齿痕(舌体边缘有牙齿压迫的痕迹)，又称齿痕舌。其临床多主肺虚或水湿内盛。

4. 瘦薄舌

舌体较正常舌瘦小而薄，称为瘦薄舌。多因全身营养不良，气血阴液不足，舌体失去濡润充养，舌肌萎缩而致。

如舌体瘦薄，舌色淡白，多见于久病气血两虚。舌体瘦薄，舌色红绛，舌干少苔或无苔，多见于阴虚火旺。

5. 裂纹舌

舌面上出现了多种形状的裂纹、裂沟，深浅不一，多少不等，称为裂纹舌。舌上裂纹可见于全舌面，亦可见于舌前半部或舌尖两侧缘处。裂纹舌的形成，总由精血亏虚，或阴津耗损，舌体失养，致使舌面萎缩而致。

若舌红绛而有裂纹，少苔或无苔，多见于外感热病后期，热盛伤阴，或内伤杂病阴虚火旺。若舌有裂纹，舌质不干，或舌色淡白，舌体胖嫩，多见于气血不足，或脾胃气虚。

另外，裂纹舌也有因先天禀赋所形成的，应注意与病理性裂纹舌作鉴别。在健康人中大约有0.5%的人在舌面上有纵向、横向的裂纹，称先天性舌裂。其舌色荣润，舌体灵动，且无任何不适，及疾病过程，裂纹也无变

形色青主寒痿，面色泽气血充。

105

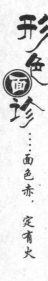

化。由疾病所致者，多在疾病过程中出现，一般在病情好转后，裂纹可逐渐变浅或消失。

6. 颤动舌

伸舌时，舌体不由自主地抖动、震颤，称为颤动舌。舌颤动是动风的表现之一。凡气血虚衰，阴液亏损，舌失濡养而无力平稳伸展舌体，或热盛动风，肝阳亢逆化风，"风胜则动"，故舌体颤动。

舌体颤动，无论是暴病突见，或久病常颤，皆当责之于肝。大抵而言，外感温热病，突然舌体习习扇动，多是热邪极盛，肝风内动；久病舌体蠕蠕微动，多是气血两虚。

7. 地图舌与镜面舌

舌苔不同程度地脱落，脱落处光滑无苔，称为剥落苔。根据舌苔剥落的部位和剥落范围大小，又有不同的名称。若舌苔剥落呈地图状，边缘凸起，部位时有转移者，称为地图舌。若全舌之苔骤然退去，不再复生，舌面光洁如镜者，称为镜面舌。舌苔剥落是胃气、胃阴不足或气血两虚，不能上承以缘生新苔所致。

地图舌是剥苔的一种，多为阴虚，或与过敏体质有关，也有先天性原因。

镜面舌多见于重病阶段，提示伤阴严重，肾阴干涸，胃无生发之气，是剥苔中最为严重的一种。据现代医学研究，凡血浆蛋白低下，消化吸收障碍，多种维生素严重缺乏，钾、钠、氯等电解质紊乱，各种贫血症的晚期阶段，均可见到此种舌象。

（三）舌诊意义

舌诊是中医诊断中不可缺少的方法之一，又是获得临床资料的有效手段。因此，它对疾病的辨证诊断，有以下几方面的意义：

判断正气盛衰。望舌质可以了解气血之盛衰，望舌苔可以测知胃气之存亡。大抵而言，舌质红润为气血旺盛；舌质淡白为气血虚衰；舌面有苔，是胃有生气；舌光无苔，乃胃气衰败；舌质、舌苔滋润，为津液充足；舌质、舌苔干燥，为津液亏虚；舌质坚敛苍老，舌色深浓，舌苔腻浊，病多实证；舌体浮胖娇嫩，舌色浅淡，舌苔剥脱，少苔或无苔，病多虚证。

分析病位浅深。观察舌苔的厚薄，可以诊察六淫邪气的深浅轻重。一般来说，舌苔薄的，病邪多在体表，病情轻浅；舌苔厚的，为病邪入里，病情深重；舌无苔而绛，多为热入营血，病情更为深重。

区别病邪性质。一般来说，苔白多寒，苔黄为热，苔腻湿盛，苔腐为食积痰浊；舌质红属热，舌质淡属寒、属虚，舌质绛为热甚，舌质紫暗为血瘀等。

推断病势进退，一般来说，舌质由淡变红、变绛、变青紫；舌苔由白转黄、变灰、化黑，皆提示病变由表入里，由轻变重，由单纯变复杂，病势进展。反之，则病势渐减，疾病向愈。

形色青主寒疼，面色泽气血充。

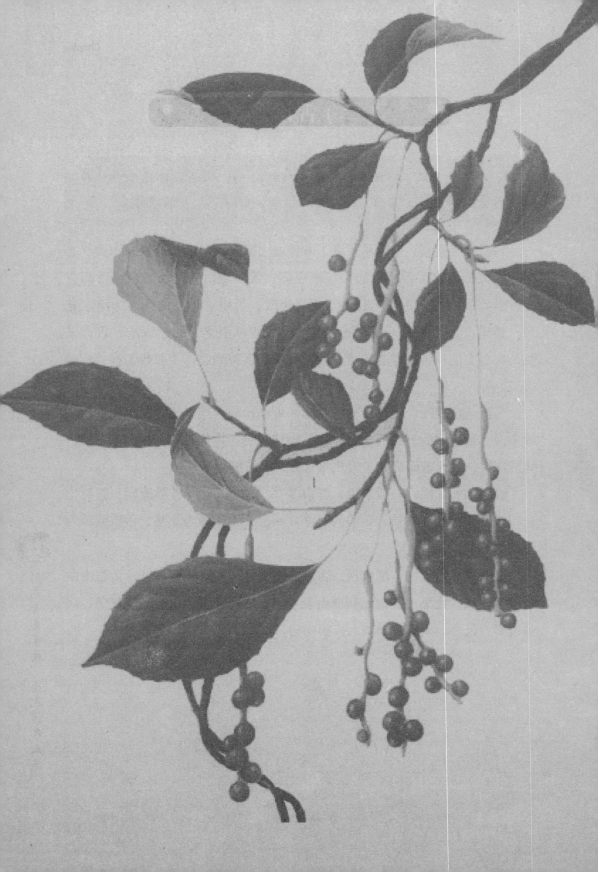

第八章

齿、龈诊病

—— Chapter

08

　　中医学认为，"齿为骨之余"，"龈为胃之络"。齿与龈通过诸多经脉之运行，与内脏紧密相连。其中，"肾主骨"，故齿与骨同出一源，牙齿是由肾中精气所充养，其生长、更换、脱落及功能正常与否，皆与肾气之盛衰有关。另外，胃和大肠的经络均入齿龈中。因此，诊察牙齿及牙龈，便可知晓脏腑的生理、病理变化。' 机体脏腑气血运行正常，则牙齿坚固。不易脱落，牙龈健康；若内脏气血出现病理变化，则必然反映于齿与龈，出现牙齿松动，甚至早期脱落，或见牙龈异常。

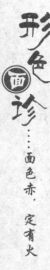

（一）齿、龈色泽异常

正常人的牙齿洁白、润泽；正常之齿龈色红而滑润。下面介绍的是齿、龈色泽的异常情况。

1. 牙齿枯白

牙齿枯白干燥如石，为津液大伤之象。多因温热病中后期，肺胃热盛，耗伤津液所致。常伴有发热、口干唇燥，尿少便秘等症。治宜泻火清热，养阴生津。可选用生石膏、知母、麦冬、玄参、葛根等药。

若齿燥毫无光泽，色如枯骨，则提示肾中精气将竭，见于久病之中，预后多为不良。

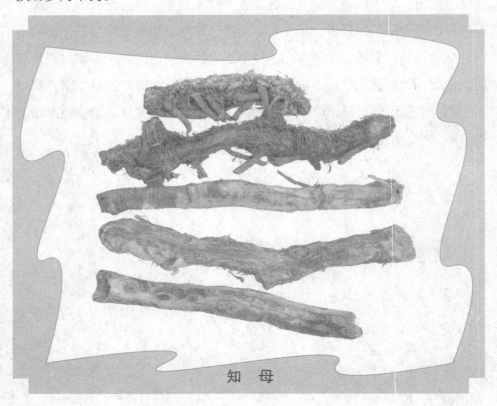

知　母

2. 牙黄干燥

牙齿色黄而干燥，为胃经热盛，津液不足所致，多见于胃热口臭，呕哕患者。治宜清胃泻热生津，可选用清胃黄连丸或配麦冬、石斛等养阴之品。

若牙齿黄燥，而根部有垢，多提示虽火盛津伤，但津液尚未枯竭。若齿垢呈灰膏样，为胃之津气衰败而湿浊内盛，多为难治之症。宜用益胃生津，宣化湿浊之法，可选用山药、扁豆、茯苓、菖蒲、党参、白及等药。若齿燥无垢，为肾精、胃气俱亡，提示预后不良，疾病难治。

此外，嗜烟年久者，亦可见牙黄干燥之象。

3. 牙齿黄斑粗糙

牙齿表面生有黄斑，或暗灰黄色，牙质粗糙，凹凸不平，伴有营养不良征象，常见于小儿疳积证，相当于佝偻病，维生素缺乏症，内分泌失调所引起的釉质钙化不良。治宜健脾益气，和胃消食，可选用保和丸、启脾丸等药。

此外，本症亦可见于慢性氟中毒及四环素中毒者。二者均属于牙釉质受到破坏，形成了长久性黄褐斑纹，不易消除。

4. 牙齿焦黑

牙齿焦黑，是指牙齿黯黑而无光泽，并伴有发热不退，口干舌燥等症，甚则可见手指蠕动，为邪热伤阴，全身津液耗损严重的危候。常见于温热病的后期。治宜清胃滋肾，养阴生津，可选用知柏地黄丸合生石膏、沙参、麦冬等药。

5. 牙龈淡白

牙龈淡白，多伴有唇甲色淡，面色苍白，为血虚不荣之象。多因脾胃

形色青主寒痛，面色泽气血充。

气血化生不足或失血所致。常见于各种血虚证患者，相当于现代医学的各类贫血及慢性消耗性疾病。治宜健脾益气养血，可选用归脾丸或十全大补丸等。

6. 牙龈红赤

(1)若牙龈红赤而肿，疼痛，起病较急，为外感风热毒邪或胃火循经上炎所致，相当于现代医学中的急性牙龈炎。属外感风热毒邪者，常伴有头痛、目赤、眩晕等症、治宜疏风清热解毒，可选用黄连上清丸或芎菊上清丸；若属胃火上炎者，则常伴口臭、口渴、唇燥、便秘等症，治宜清胃泻火，可选用清胃黄连丸，牛黄解毒丸等。

(2)若牙龈微红不肿，而牙齿浮动，咬物时痛，为阴虚火旺之征。常见于胃、肾阴液亏损，虚热内生，循经上浮所致，相当于慢性牙龈炎，亦可见于某些血液病，慢性胃肠病患者。治宜养阴清热之法，可选用生地、石斛、麦冬、沙参、枸杞子、知母、黄柏等药。

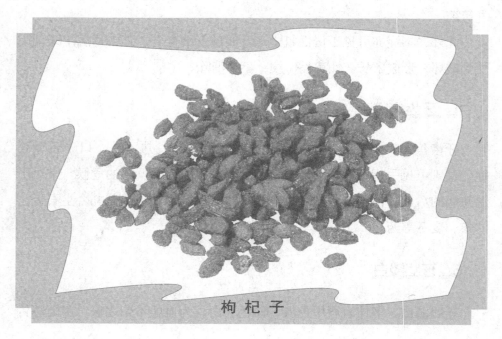

枸 杞 子

7. 牙龈黑紫

(1)若牙龈黑紫、暗红，可见于长期嗜烟者。也可见于瘀血病患者。若同时见齿龈有瘀斑，可为冠心病、瘀血经闭、癥瘕等证提供诊断参考依据。治疗宜采用活血化瘀之法，可根据原发病证，选用桃仁、红花、赤芍、当归、川芎等药治之。

(2)牙龈色黑，明显呈线状，此为"沿线"，是铅中毒之征象，可伴有指甲沉着黑色，四肢麻木等症状。急性中毒者应及时送医院救治；慢性蓄积中毒者，应杜绝铅的继续吸收，增加其排泄，多食蔬菜及维生素C。

（二）齿、龈形态异常

正常人的牙齿应排列整齐，质地坚硬，咬合自如；牙龈覆盖适度。共同完成消磨食物，协助发音的生理功能。下面介绍的是齿、龈形态的异常情况。

1. 牙齿迟生

牙齿迟生，是指乳牙或恒牙的萌出时间推迟，超过正常年龄。多指乳儿和儿童。乳牙在出生后4～10个月内开始萌出，均属正常范围。晚于10个月者为迟生。恒牙至6岁开始萌出，可陆续至12～14岁。(智齿是在17～30岁期间萌出，不属迟生。)牙齿迟生为肾气不充之象，多因先天不足或后天失养所致。常伴有营养不良，代谢失调等整体疾患。相当于现代医学中的呆小病或重证佝偻病。治宜补肾健骨。可选用六味地黄丸之类或龙牡壮骨冲剂等。亦应适量服用钙剂及维生素A、维生素D。平时应予充足的阳光照射及合理的膳食结构。

形色青主寒痛，面色泽气血充。

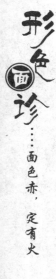

2. 牙齿畸形

牙齿畸形是指牙齿排列不齐，疏密不当或错位，或咬合形态不正等症状。其发生的原因有遗传因素，也有后天喂养不当，久患鼻、咽慢性疾患，以及不良习惯等诸多因素。治疗宜采取局部矫正与消除原发疾病相结合的方法，根据具体情况，由专科医生诊治。

3. 牙齿松动

牙齿松动，又称"牙齿动摇"，或"牙齿浮动"。有的伴有牙龈的宣露。

本症有虚实之分。牙齿松动，伴牙龈红肿，便秘者，多为阳明胃热亢盛之实证。治宜清热泻火，可选用牛黄解毒丸之类；若牙齿松动而伴有腰酸、耳鸣、脱发者，多为肾虚所致，治宜补肾固齿之法，其中偏阴虚者，可选用六味地黄丸加骨碎补；偏阳虚者可选用还少丹之类。同时，二者均应注意保持口腔卫生。

4. 牙齿脱落

牙齿脱落是指牙齿自然松动后，脱落，或酥脆后分块脱落。外伤所致者不属此证。

牙齿脱落若出现于儿童期，乳牙脱落后萌出恒牙，为正常生理过程，不为病态。老年人身体健康，而牙齿逐个脱落亦属正常生理现象，无须治疗。

中年人牙齿脱落，属于"早衰"之象，为肾气不足，常伴有脱发，腰酸失眠，耳鸣等症，多因疲劳过度或久患慢性疾病等原因，导致肾中精气耗损而骨软齿落。治宜补肾填精，健骨固齿，可选用杜仲，熟地、首乌、骨碎补、狗脊等药。

5. 咬牙啮齿

咬牙啮齿是指上下牙齿相互磨切，格格有声的症状。可以出现在多种疾病过程中。

(1)啮齿而寒战、发热、无汗者，为外感风寒之象，常见于重感冒，高热初起阶段，正邪交争于表所致。治宜疏风散寒解表，可选用麻黄、桂枝、防风等药或通宣理肺丸之类。

(2)咬牙啮齿，睡中磨牙，伴有唇红、口臭、多食易饥者，为心胃火热之象，常见于胃热呕吐，胃脘嘈杂、消化不良等症。相当于胃肠系统某些急、慢性疾病。治宜清泻胃火，可选用清胃散或保和丸之类。

(3)睡中啮齿、磨牙，伴腹痛时作时止，面黄肌瘦或有白斑者，此为虫积症，多因感染蛔虫所致。治宜健脾和胃驱虫，可选用使君子、苦楝皮、槟榔、神曲等。

(4)啮齿有声，牙关紧闭，伴有面红唇干，或四肢抽搐者，为热极动风之象。是在急性外感热病，高热时常见的一种症状，尤易发生于小儿。治宜清热息风，可选用紫雪散，抱龙丸之类，或可用羚羊角粉。以上诸症见于成人，并伴有口眼㖞斜，半身不遂者，则为中风之象，相当于脑出血患者。治宜平肝清热息风之法，可速用安宫牛黄丸、至宝丹之类。

(5)啮齿咬牙连声，伴有手足蠕动，颧红盗汗，舌红少苔者，为阴虚风动之状。多因热性病后期，阴液大伤，虚热内生，筋脉失养所致。相当于急性传染病后期或慢性消耗性疾病危重期。治宜滋阴息风，可选用阿胶、白芍、龟版、牡蛎、鳖甲等药。

6. 牙龈肿烂

(1)牙龈溃烂或腐烂，时有脓血渗出，肿胀疼痛者，此为"牙疳"。

形色青主寒疼，面色泽气血充。

若牙龈宣肿，龈肉日渐腐烂，牙根外露者，此为"牙宣"。均详见于后。

(2)牙龈肿硬，日久腐烂凹陷或烂如翻花，恶臭剧痛者，多为恶候，预后不良。相当于牙龈癌症。应早期发现，早期根除治疗。

(3)牙根龈肉处钻出骨尖如刺，痛甚者，此为"钻牙疳"，多发生于小儿，常因肝胃积热上攻所致，治宜清泻肝胃之火，选用黄连、栀子、连翘、蒲公英等药，并辅以局部治疗。

(4)牙缝间龈肉肿起栗状小粒，疼痛，连及腮部，名为"牙疔"，为胃经火毒上攻而致。治宜清热解毒，清胃泻火，可选用炎肿化毒片、牛黄解毒丸之类。

7. 牙龈出血

牙龈出血，是指牙缝或牙龈渗出血液而言，亦称"齿衄"。

(1)若牙龈出血，量多色鲜红，并伴龈肉红肿疼痛，舌红苔黄腻者，为胃肠实火上攻之象。常因过食辛辣，胃肠积热化火伤及血络所致。治宜清胃泻火，凉血止血，可选用焦栀子、白茅根、黄芩炭、黄连、大黄炭等药。

(2)若牙龈出血，血色淡红，伴有龈肉漫肿腐烂，舌嫩红少苔者，为虚火上炎之征。多因胃阴不足，或肾虚火旺所致，多伴有牙齿松动，及全身虚弱征象。治宜滋阴降火，可选用知柏地黄丸，或生石膏、沙参、麦冬等药。

(3)若牙龈出血，色淡质稀，伴牙龈淡白，鼻衄或皮肤紫斑，舌胖大而淡者，为脾不统血之象。乃因脾气不足，中气虚弱，统摄无力，血溢于外所致。常见于贫血、坏血病(维生素C缺乏症)、血小板减少性紫癜、脾功能亢进、白血病等病程之中。治宜补气养血，健脾摄血。可选用人参归脾丸加仙鹤草、侧柏炭、灶心土等药，并适当补充维生素C的摄入；同时，积极治疗原发疾病。若为恶性血液病则应及时就诊，不可忽视。

8. 牙龈萎缩

牙龈萎缩是指龈肉日渐萎缩的症状，此症很少单独出现，常伴有牙齿松动，牙根外露，牙龈溃烂、出血等情况。牙龈萎缩与口腔卫生和饮食结构关系密切。食物残渣不及时清除则可腐蚀牙龈，久而腐烂；过食辛辣厚味亦可刺激牙龈，二者均可致龈肉萎缩。

(1)若牙龈萎缩并见牙根宣露，或见脓肿，唇红、口渴，舌红苔黄厚者，为胃火上蒸之候。乃因过食肥甘辛辣或嗜酒，使胃肠积热，上损牙龈所致。治宜清泄胃热之法，可选用黄连、生石膏、丹皮、升麻等药。

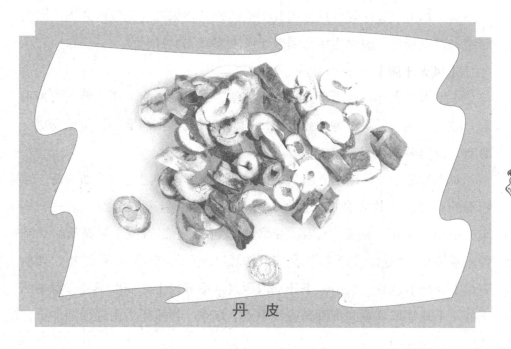

丹　皮

(2)若牙龈萎缩，微红溃烂，并伴有牙齿松动，耳鸣，烦热，舌红少苔者，为阴虚火旺证。多因肾阴不足，虚火上炎所致。治宜滋阴降火，可用知柏地黄丸。

形色青主寒痰，面色泽气血充。

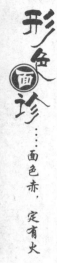

(3)若牙龈萎缩，牙齿松动，并有渗血，同时伴有龈肉淡白，面色㿠白，舌淡肿者，为气血双亏之象。多因脾胃气虚，化生无权，气血不足，牙龈失于荣养所致。治宜补气养血之法，可选用八珍丸或十全大补丸之类。

（三）齿与龈疾病

1. 牙痛

牙痛为多种牙齿疾病和牙周疾病常见症状之一。如龋齿、牙痛、牙宣等牙病，均可引起牙痛。现根据其病因病理，临床辩证大致可分为：风火牙痛、胃火牙痛、虚火牙痛和龋齿牙痛(见龋齿节)等类型。

【风火牙痛】

本型由风火邪毒郁于牙龈，气血滞留，瘀阻脉络而为痛。因风火为阳邪，故见牙痛，牙龈红肿，患处得冷则痛减，受热则痛增，常兼见发热、恶寒、口揭等症。

对本型的治疗，内治宜服用疏风清热，解毒消肿之汤剂，如薄荷、连翘等药；外治用竹叶膏擦牙痛处，以消肿止痛。针刺取合谷、下关、颊车、风池、太阳、内庭、太溪、行间、太冲、牙痛穴(位于掌面第3、4掌骨距掌横纹1寸处)。如需持续止痛可作耳针埋藏。指压法亦可采用，如前三齿上牙痛取迎香、人中；下牙痛取承浆。后五齿上牙痛取下关、颧突凹下处。下牙痛取耳垂与下颌角连线中点、颊车。指压用力由轻逐渐加重，施压15～20分钟。

【胃火牙痛】

本型系胃火素盛，又嗜食辛辣，胃火循经上炎齿龈而为痛。故见牙齿痛，牙龈红肿胀，甚或出脓渗血，肿连腮颊，头痛，口渴而有臭气，大便秘结等症。

对本证内治宜服用清胃泻火，凉血止痛之剂，如清胃散、清胃饮、玉女煎之类。外治可用黄芩30克、元参30克、地丁30克水煎含漱，以清热、解毒、消肿。或用竹叶膏，或黄连膏，或金黄散外涂患处，以解毒消肿。

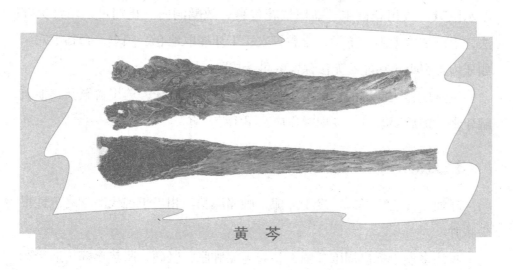

黄 芩

【虚火牙痛】

本型系肾阴虚损，虚火上炎，结于齿龈，牙失荣养，致牙齿浮动而为病。故见牙齿隐隐作痛，牙龈微红，微肿，久则龈肉萎缩，牙齿浮动，咬物无力，常兼见腰膝酸痛等症。

对本型内治宜服知柏地黄丸等滋阴益肾，降火止痛之剂；外治用龙眼白盐方贴牙龈痛处，滋阴补肾，以降虚火。针灸疗法，参考"风火牙痛"。

2. 龋齿

龋齿是牙体组织被龋蚀，逐渐毁坏崩解的一种疾病，是口腔的常见病和多发病。如不及时治疗，龋蚀继续向深部发展，可致牙髓病、牙痛、牙

形色青主寒疼，面色淬气血充。

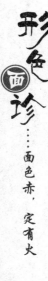

槽风等症。

本病是牙体被蛀蚀成洞，龋洞呈黄褐色或黑褐色，轻可无症状或稍有瘘感，重者牙痛时发时止，遇冷热刺激疼痛加剧。

对本病内治宜服用清胃汤，以清胃泻火止痛；外治可用牙痛散等药物置于患侧鼻孔或龋洞内，以解毒杀虫，散邪止痛。或用露蜂房、银花等量煎水漱口。或用花椒末、盐以棉花包裹，放龋洞内。止痛可采用针灸疗法，上牙痛取太阳、下关、合谷等穴；下牙痛取地仓、颊车、合谷等穴。如牙齿丧失咀嚼功能，无法保留的可予拔除。

平素应养成良好的口腔卫生习惯，坚持早晚刷牙，选用含氟及其他防龋牙膏。饭后要漱口。发现龋齿应及早治疗。

3. 牙痛

牙痛，又名牙棋风。发于牙龈，肿痛溢脓。相当于现代医学之急性根尖脓肿。

本病多发于龋齿周围牙龈，初起齿龈肿胀，坚硬，胀热疼痛，遇冷则痛稍减，咀嚼时痛甚，渐渐形成脓肿，自觉牙高起，叩诊患牙疼痛难忍，脓肿溃后肿痛减轻。全身可有寒热、头痛、口苦等症。若久治不愈，疮口不收，经常溢脓者，此已形成牙漏。

本病多因平素牙齿保护不当，牙齿已被龋蚀，或有裂损，风热毒邪侵蚀，引动胃火循经上蒸牙龈，腐肉成脓。

对本病内治宜清热解毒，可选用五味消毒饮。久治不愈，反复溢脓，疮口不收者，宜补气益血、托里排脓，可选用托里消毒散。外治未成脓者，局部可搽冰硼散，或用六神丸1～2粒放于痛处，有清热解毒止痛之效。若红肿波及面部可外敷金黄散。已成脓者可行脓肿切开术。待肿痛消除后，可根据患牙的情况决定是保留治疗或拔除患牙。

平素应少食炙煿辛辣之物，并及早彻底治疗龋齿。

4. 牙龈痈

牙痈生于牙龈咬合处，称**牙龈痈**，又名为"合架风"，与现代医学之智齿冠周炎相似。

此症初起，智齿周围，牙龈微红肿痛，以牙冠远端牙龈瓣肿胀为主，或有溢脓，咀嚼时易碰到肿胀之牙龈而引起较剧烈的疼痛，甚至腮颊红肿热痛，牙关开合不利。全身可有发热、憎寒、头痛、口渴、口臭，或大便秘结等症。

本病系温热蓄于胃肠，上壅于经，循经上炎，以致牙龈气血壅滞，火热灼腐肌膜，则化脓成痈。或外感风热，引动胃火，风火搏结，于牙龈处形成痈肿。

对本病的治疗，初起宜疏风清热，可选用薄荷、连翘等。胃火盛者宜清胃泻火，可选用清胃黄连丸之类。外治可用醋调金黄散外敷，以达凉血清热消肿之效。或用黄芩煎液冲洗局部，以达清洁局部的作用。

5. 牙宣

牙宣是以龈肉萎缩，牙根宣露，牙齿松动，经常渗出血液或脓液为特征，发生在牙齿支持组织的一种慢性、破坏性疾病。早期常无明显症状，易被忽视，若不及时治疗，日久失去气血濡养，以致牙齿脱落。本病与现代医学的萎缩性牙周病相类似。根据其病因病理，临床辨证大致可分为：胃火上蒸、肾阴亏虚、气血不足三个类型。

【胃火上蒸】

由于胃火循经上炎，故牙龈红，肿痛，出血，出脓，口臭，烦渴多饮，多食易饥，大便秘结等症同时可见。

本型多因嗜食膏粱厚味，或饮酒嗜辛，胃有积热，循经熏蒸牙龈，气血滞留，牙龈出血，腐化成脓，久则龈萎根露，牙齿松动。

形色青主寒疼，面色泽气血充。

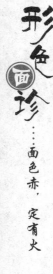

对本型内治宜清热泻火，消肿止痛，可选用清胃散。外治可搽冰硼散，以清热解毒祛腐。此外，应去除牙石，牙石是附着在牙齿上的黄色如烂骨状物，是牙周病发生发展的重要因素，因此，去除牙石是对牙宣治疗的重要手段。如属牙宣晚期，牙齿松动，根露2／3时，应予拔除患牙。

【肾阴亏虚】

本型由于肾虚精亏髓少，肾精不得上达，齿失濡养，引起骨质的萎软，兼以阴虚火旺，虚火上炎于龈肉，久则牙齿疏豁松动，牙龈溃烂萎缩，牙根宣露，溃烂边缘微红肿，或兼见头晕、手足心热，腰酸等症。

对本型内治可选用六味地黄丸，以滋补肾阴，益髓坚齿。外治可参考"胃火上蒸"型牙宣。

【气血不足】

气血不足，不能上输精微于牙龈，牙龈失于濡养，兼以病邪乘虚入侵，客于齿间而发病。症见牙龈萎缩，色淡白，牙根宣露，牙齿松动，咀嚼无力，牙龈经常渗血，常兼面色㿠白，畏寒倦怠，头昏眼花，失眠多梦，胃呆纳少。舌淡苔白等症。

对本型内治宜调补气血，养龈健齿，可选用八珍丸或十全大补丸。外治可参考"胃火上蒸"牙宣。

平素应注意口腔卫生，合理饮食，对牙龈的异常要早防早治，可减少此病的发生。

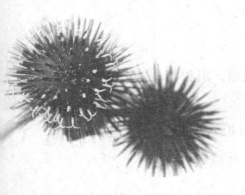

第九章
咽喉疾患
―― Chapter

09

　　咽喉是司饮食、行呼吸、发声音的器官，咽通胃腑，是饮食纳入的通道，与食道和胃腑直接相关；喉通于肺，是呼吸和发音的重要器官，为肺所属。咽喉是经脉循行交会之处，与五脏六腑关系密切，五脏六腑的病变也多反映于咽喉，其中与肺、胃、脾、肝、肾的关系更为密切。

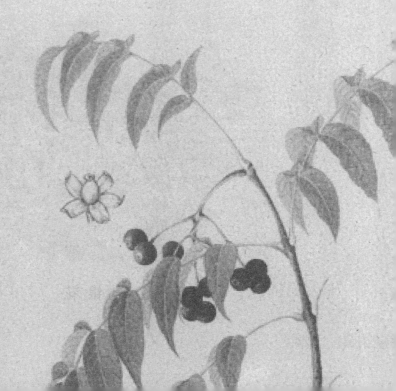

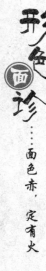
形色面珍……面色赤，定有火

1. 风热乳蛾

乳蛾，又名喉蛾。其发病部位在咽喉部两侧的喉核处，可见喉核红肿疼痛，表面或有黄白色脓样分泌物。因其形状如乳头，或如蚕蛾，故名乳蛾。因风热邪毒外侵，肺经有热，喉核红肿胀痛而成风热乳蛾。相当于现代医学的急性扁桃体炎，是一种常见病，多发病，春秋二季发病最多。

本病症见咽部疼痛，逐渐加剧，吞咽不便，喉核红肿，连及周围咽部。兼有发热恶寒，头痛，鼻塞，身体倦怠等全身症状。甚者咽部疼痛剧烈，痛连耳根及颌下，吞咽困难，有堵塞感，喉核红肿，表面或有黄白色脓点，并有高热、口渴、咳嗽痰稠黄，口臭，便秘等全身症状。

现代医学检查急性扁桃体炎时，把扁桃体红、肿分为3度，若肿大的程度不超过咽腭弓为Ⅰ度，超过咽腭弓为Ⅱ度，肿大达咽后壁中线者为Ⅲ度。

本病的治疗，以疏风清热，解毒利咽为主，常用药如荆芥、金银花、黄芩、石膏、桔梗等。西药可选用青霉素针剂。

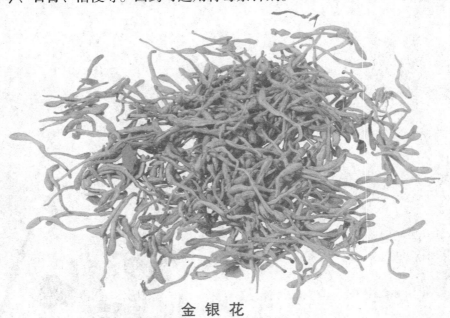

金 银 花

患者平素应注意口腔卫生，及时治疗咽喉附近组织疾病，避免过食辛辣刺激食物。平时可以荸荠、白茅根、淡竹叶各适量煎水，作为清凉润肺饮料服用。

2. 虚火喉痹

喉痹是指咽部红肿痛，或微红，咽痒不适为主要症状的一种咽病。由于脏腑亏损，虚火上炎所致的喉痹，称为虚火喉痹。本证与现代医学慢性咽炎相类似。

检查咽喉时，可见咽部微暗红，喉底处血络扩张，有散在颗粒，或互相连合成片状如帘珠。少数病人悬雍垂肥厚增长。本病症状较轻，病情较缓，自觉咽中不适，微痛，干痒灼热感，异物感，常有"吭"、"喀"的咳声。一般的多于早晨较轻，午后及入夜加重。

本病多由肺肾阴虚，津液不足，虚火上炎所致。但也往往与职业因素有关，如长期受化学气体、粉尘等刺激，以及嗜食烟酒辛辣，也是造成虚性喉痹的诱因之一。

本病的治疗，宜养阴清肺，或滋阴降火，清利咽喉。可选用养阴清肺糖浆、六味地黄丸等。日常饮食中应多服富有营养，以及有清润作用的食物，如萝卜、荸荠等。

3. 梅核气

有些女性找到医生，诉说自己觉得咽喉中有异常感觉，如有梅核塞于咽喉，咯之不出，吞之不少，没有疼痛，不碍饮食。这些表现每随情志的波动而变化，时轻时重。检视咽喉，并无异常，或虽有变异，亦甚轻微。全家表现还有精神抑郁，疑虑重重，胸胁胀满，纳呆、困倦、消瘦、大便稀溏，妇女常见月经不调。这即是梅核气，现代医学称之为咽部神经官能症或癔球。

形色青主寒痛，面色泽气血充。

本病多因情志所伤，肝气郁结，循经上逆，结于咽喉；或肝病乘脾，脾失健运，聚湿成痰，痰气互结于咽喉而发病。

治疗上宜疏肝解郁，行气导滞，散结除痰，选用半夏、厚朴、茯苓、苏梗、生姜等中药。

患本病者，多为情志不遂所致，所以患者应解除思想顾虑，增强治疗信心，心情舒畅，病情能自减轻。平时少食煎炒炙煿辛辣食物。

4. 骨鲠

骨鲠是指鱼刺或其他骨类鲠于咽喉或食道，以致咽喉疼痛，吞咽不利，甚至因此而感染，导致咽喉肌膜腐烂化脓，严重的有引起窒息的危险性。本病是咽喉异物中常见的一类。

病因一般清楚，由于饮食不慎，误将鱼刺或其他骨类鲠于咽喉、食管而致本病。

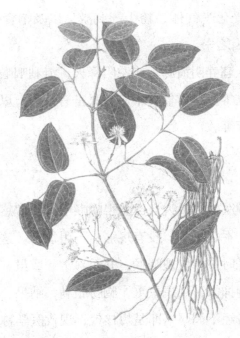

威 灵 仙

本病的治疗：若骨刺较细小，可用米醋徐徐咽下，或用中药威灵仙30克，清水两碗，煎成半碗，加米醋半碗，徐徐含咽。可使骨刺松脱而下。若是硬骨或较粗之骨，刺伤咽喉肌膜，唾液中带血，吞咽困难，或骨刺鲠于喉头声门处，引起呛咳、失音，甚至窒息，应立即去医院，施用手术取出。

预防骨鲠要注意：在进食时要细心咀嚼，不要谈笑，以防误吞骨刺；小儿进食有刺的食物最好能剔除骨刺。骨鲠咽喉后应到医院医治，不要自己用馒头、米饭下闯，以免使骨刺加深。若咽喉被骨刺划伤者，最好进冷流食一天，可减轻疼痛及防止感染。

5. 白喉

白喉又称"白缠喉"，是由白喉杆菌引起的一种急性传染病。患者以鼻、咽、喉部黏膜有白色假膜形成为特点。

白喉一年四季皆可发生，常于秋冬季流行。各年龄均可感染得病，但好发于8岁以下的小儿。主要由飞沫传播或接触传染。发病初起有轻度咽痛，一侧扁桃体出现灰白色假膜，边缘清楚，附着牢固，试用压舌板剥时易出血。重者假膜迅速扩展到咽峡部和悬雍垂。主要表现还有咳嗽，声如犬吠，吸气困难，甚则窒息、昏迷。

白喉的治疗应根据病情发展的不同阶段，采取清热解毒，益气养阴的方药，如板蓝根、银花、石膏、土牛膝根等。

现在推广了白喉预防接种，发病率已显著下降。预防注射药有百日咳菌苗、白喉类毒素混合制剂或百日咳菌苗、白喉类毒素、破伤风类毒素混合制剂等。

形色青主寒痰，面色泽气血充。

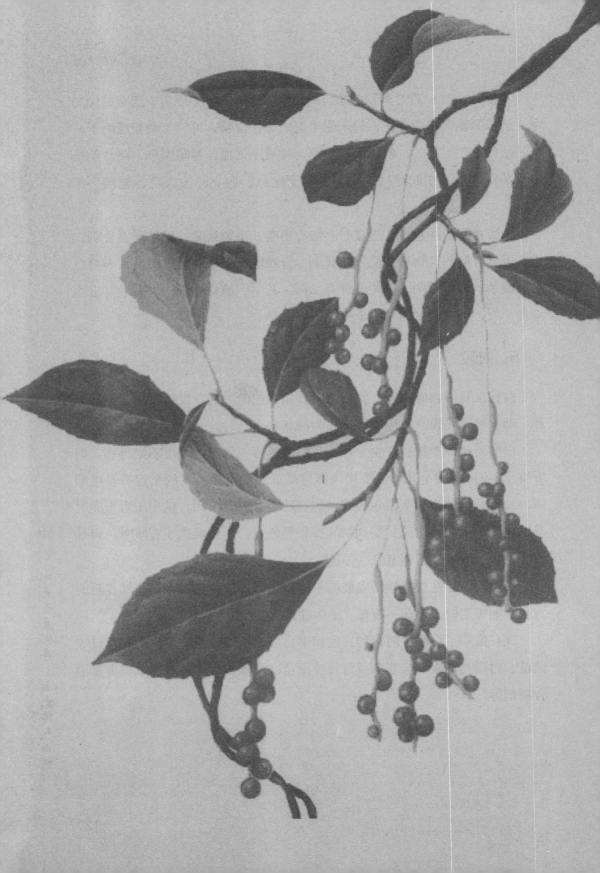

06

　　望唇，即医生用肉眼观察病人的唇色，润燥，形态及唇部的异常变化，来了解病情，借以诊断局部和整体的病变。祖国医学在长期的医疗实践中认识到，口唇通过诸多经脉与内在脏腑相连属，尤其与脾的关系最为密切，口为脾之外窍，唇为脾之华表，正如《内经》所说："口唇者，脾之官也。"因此，内在脏腑功能正常，津气旺盛上承，则唇口红润光泽，开阖如常；而内脏病变亦必然反映于唇口并影响其功能。所以，望唇一法则有助于了解邪正盛衰、病邪属性及病位所在，乃至病情的发展变化。

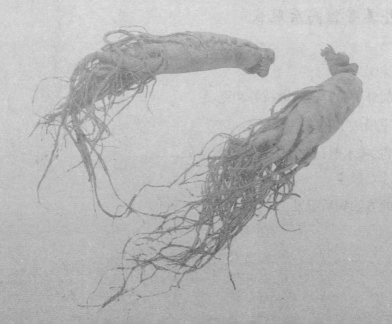

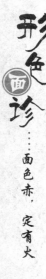

生发茂发方

生发茂发方指具有防治头发脱落而使其生长茂盛作用的一类方剂。主要用于发落不生或生发不易长者，有滋生美发之功，可令头发速长而黑润。其作用机理为填补肾精、养血活血，祛风润燥。用做膏剂、糊剂、酊剂、油剂、汤剂等，用以涂头，沐头、擦头或梳头，亦可以丸剂、汤剂等内服。

熟地、何首乌养血祛风

【配方】

熟地、当归、川芎、何首乌、木瓜各适量。

【用法】

每粒重0.5克，每次4粒，每日2次，温开水送服。

【功效】

此方养血祛风，益肾生发，但脾虚湿盛；腹满便溏者慎用。

胡外姜等治病后脱发

【配方】

胡外姜、野蔷薇嫩枝各30克。

【用法】

将2味水煎，取汁，刷头发脱落处。

【功效】

此方治病后脱发。

细辛、川芎等生发长发

【配方】

细辛、防风(去芦头)、续断、川芎、皂荚各30克，柏叶60克，辛夷30克，白芷60克，桑寄生90克，泽兰、零陵香各75克，蔓荆子20克，竹叶、松叶各25克，乌麻油2 500毫升。

【用法】

将药细切，用桑根白皮250克，以水2 000毫升煎煮至500毫升，又取韭根汁200毫升相合，浸药1宿，以绵裹入于油中，微火煎，三上三下，候白芷色黄，去渣，以瓷器盛之。用之涂摩头发，日夜三两度。

【功效】

可生发长发。

零陵香、白芷等治头风发落不生

【配方】

零陵香、蔓荆子、附子各7.5克，川芎、白芷、秦椒各15克。

【用法】

将药细切，用绵裹，以生麻油250克，于瓷器内浸3周，涂发稀少处。

【功效】

此方治头风发落不生，切记不可滴在脸上。

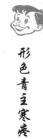

形色青主寒痛，面色泽气血充。

羌活、当归等养血生发

【配方】

羌活、天麻、白芍、木瓜、菟丝子、当归、熟地(酒蒸捣膏)、川芎各120克。

【用法】

共研细末，入地黄膏，炼蜜为丸，如梧桐子大。每次9克，每日2～3次，饭后温酒送服。

【功效】

此方养血生发，祛风活络，适用于脂溢性脱发。

零陵香、藿香等治妇人发不长

【配方】

零陵香、白芷、蔓荆子、生附子、藿香各50克，荆芥枝15克。

【用法】

将药为末，绵包扎于瓶内，用香油500克浸，然后用纸封口，埋地内半月，取刷之。

【功效】

此方治妇人发不长。

莲花须、卷柏叶等治发落不生

【配方】

莲花须(阴干)、零陵香各3克，卷柏叶、白芷、川芎、防风各15克。

【用法】

将药细切，以绵裹，入生椒70粒，生麻油250克，浸于新瓶中，埋地下7日，取出涂发。

【功效】

治发落不生。

熟地、鸡血藤等滋补肝肾养血生发

【配方】

生地、熟地、鸡血藤、何首乌各15克，生黄芪30克，川芎9克，白芍15克，天麻、冬虫夏草各6克，旱莲草9克，桑葚15克，木瓜6克。

【用法】

水煎服，每日1剂。

【功效】

此方滋补肝肾、养血生发。

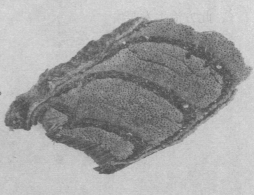

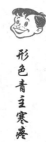

形色青主寒痹，面色泽气血充。

蔓荆子、柏子仁等治髭发脱落

【配方】

附子、蔓荆子、柏子仁各15克，乌鸡膏适量。

【用法】

将药以乌鸡膏调和，捣三千杵、贮新瓷器中，封百日出，以马鬐膏和，敷头，随即包以头巾，勿令见风，日3敷即生。

【功效】

此方治髭发脱落，能令再生。

生姜汁等治生发茂发

【配方】

生姜汁、生地黄汁各100毫升。

【用法】

将药相和令匀，夜卧涂之，10日发便生。

【功效】

此方治生发茂发。

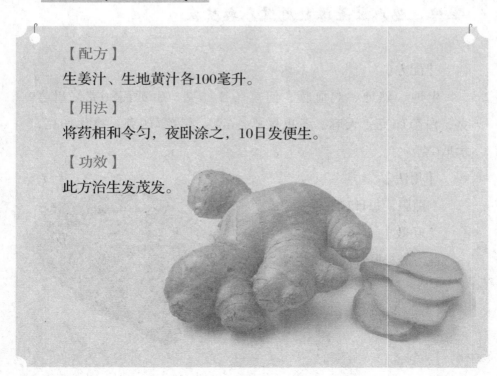

乌蛇肉等祛风毒

【配方】

乌蛇肉(酒浸、炙黄)、白附子(炮裂)、白僵蚕(微炒)、防风(去芦头)、各15克，麝香0.3克(细研)，虎胫骨(涂酥炙黄)、藿香各15克，腊月乌一只(烧为灰)。

【用法】

将药捣筛为末，炼蜜为丸，如梧桐子大，每日空腹以温酒送服20丸，夜临卧时再服1次。

【功效】

此方有祛风毒、生毛发之功。

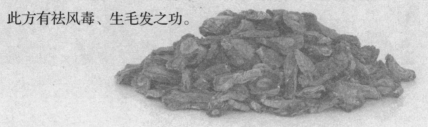

金星草根治头发稀少

【配方】

金星草根。

【用法】

以脂麻油浸渍，用来涂头。

【功效】

此方治头发稀少，欲令其多。

当归、芍药养发生发

【配方】

当归(去尾)、生干地黄、肉苁蓉(酒洗炙)、芍药各30克，胡粉15克。

【用法】

将药为末，炼蜜做丸，如黍米大。每服10粒，煎黑豆汤送下，另磨化涂抹头上。

【功效】

此方内服、外用双管齐下，养发生发，用于发不生者。

柏枝等祛风生发

【配方】

柏枝(干者)、秦椒、半夏各90克。

【用法】

将药切碎，用水二碗，煎至半碗，入蜜少许，再煎一、二沸，用时，入生姜汁少许调匀，擦无发处，每日2次。

【功效】

此方祛风生发。

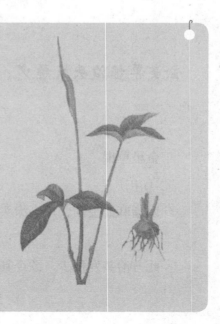

何首乌等滋阴生发

【配方】

何首乌30克，生地、熟地各15克，羌活、独活各10克，代赭石30克，蝉衣10克。

【用法】

水煎服，每日1剂。

【功效】

此方滋阴生发，用于脱发者。

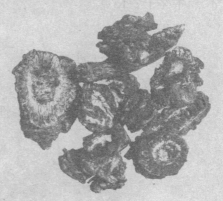

百部、蛇床子、白酒杀虫生发

【配方】

百部90克，蛇床子60克，白酒360克。

【用法】

将百部，蛇床子切碎，浸泡于白酒中，密封1周后，取汁外搽患处，日数次。

【功效】

此方杀虫生发，尤适用于脂溢性脱发者。

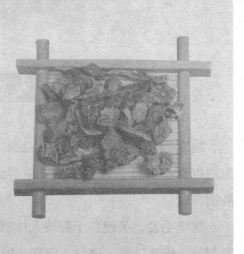

形色青主寒痰，面色泽气血充。

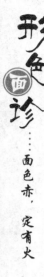

【配方】

茵陈、土茯苓各30克，地肤子15克，赤芍、苦参各10克，生薏苡仁、牛蒡子各15克。

【用法】

水煎服，每日1剂。

【功效】

此方祛湿生发，适用于脂溢性脱发。

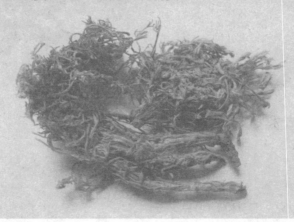

润发香发方

润发香发方是指具有使毛发润泽芳香作用的一类方剂。其作用机制为内以滋补肝肾、补血填精、荣养髭发，外以疏风清热、除垢洁发、香散润泽。

润泽毛发，关键在于保持人体脏腑气血旺盛，经络畅通。使用润发香发剂时，应常梳发、洗发，保持头发清洁卫生。

黑芝麻白糖养血乌须发

【配方】

黑芝麻、白糖适量。

【用法】

将黑芝麻洗净晒干，用文火炒熟，碾磨成份，配入等量白糖，装到瓶中，随时取食。早、晚用温水调服2羹匙。也可冲入牛奶，豆浆或稀饭中随早点食用，或做馅蒸糖包，也可作芝麻盐烧饼。

【功效】

养血、润燥、补肝肾、乌须发。

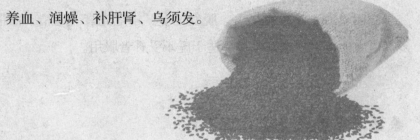

桂圆肉等乌发荣颜

【配方】

桂圆肉10克，莲子15克，大枣10克，粳米50克。

【用法】

以四物共煮成粥，每日2次，连服15～30日。

【功效】

气血双补，乌发荣颜。

形色青主寒痛，面色泽气血充。

首乌、鸡蛋使须发黑润

【配方】

首乌30克，鸡蛋2个。

【用法】

先将鸡蛋刷洗干净，沙锅内放入清水，把鸡蛋连皮同首乌共煮半小时，待蛋熟后去壳再放入沙锅内煮半小时即成。先吃蛋，后饮汤。

【功效】

滋阴养血。治须发早白、脱发过多、未老先衰、遗精、白带过多、血虚便秘、体虚头晕。更适于虚不受补者服用。

桑葚黑芝麻等乌发养发

【配方】

桑葚(或桑叶)，黑芝麻若干。

【用法】

取适量桑葚或桑叶洗净，晒干，研末与4倍的黑芝麻粉拌匀，贮存于瓶中；用时取桑麻粉适量，加入蜂蜜，揉成面团，再分成约10克重的小丸。每日早、晚各服1丸。

【功效】

具有乌发养发之效。

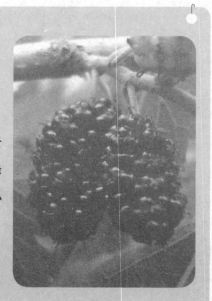

何首乌等乌须乌发

【配方】

何首乌20克，枸杞子15克，大枣6枚，鸡蛋2枚。

【用法】

将药物与鸡蛋同煮至熟，去药渣后食蛋饮汤。每日1剂，连服10～15日。

【功效】

滋阴补肾，有乌须发之效。

乌须黑发方

乌须黑发方是指具有使黄白须发变为乌黑光亮作用的一类方子。主要用于须发早白或黄枯不泽者。其作用机制为滋肾精，充气血，以及护发、荣发、染发等。许多乌须发的外用剂具备直接着色的作用。

黑豆等滋补肺肾

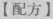

【配方】

黑豆30克，雪梨1～2个。

【用法】

将梨切片，加适量水与黑豆一起放锅内旺火煮开后，改微火烂熟。吃梨喝汤，每日2次，连用15～30日。

【功效】

此方滋补肺肾，为乌发佳品。

形色青主寒痛，面色泽气血充。

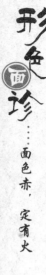

生胡桃皮等使头发返黑

【配方】

生胡桃皮、生石榴皮、生柿子皮各等分。

【用法】

先将生酸石榴去瓤，拣好丁香装满，然后将胡桃皮、柿子皮与所装之石榴、丁香晾干，同研为细末，用生牛乳和匀，盛于瓷瓶内，密封后埋于马粪内，10日后取出。将一根白线绷紧，取此膏少许放于线上，如线两头皆黑，则药已成。如不黑则再埋于马粪中以待黑。使用时取此药少许均匀地涂于头发上，睡前用，次晨洗去。

【功效】

此方能使头发返黑。

菟丝子等滋阴补肾

【配方】

菟丝子、茯苓各15克，白莲肉10克，黑芝麻15克，紫珠米100克，食盐适量。

【用法】

将以上药物洗干净，与紫珠米加适量的水，在旺火上煮开后，移至微火上煮成粥，加少许食盐食用。

【功效】

此方滋阴补肾，乌发美发。

猪肾等可乌发美发

【配方】

猪肾1对，杜仲30克，沙苑蒺藜15克，核桃肉30克。

【用法】

将药物和猪肾加适量的水，在旺火上煮30分钟后，改微火炖至猪肾熟烂。食猪肾及核桃肉，饮汤，每日1剂。

【功效】

连服7～10日，可乌发美发。

白檀香等使须发返黑

【配方】

白檀香末、香白芷、白及各30克，山柰子90克，滑石、零陵香各60克，青黛、甘松香各30克。

【用法】

将药共研为末，每用时以淘米水(发酵后更好)将头发洗净，再将上药末30克均匀地撒在头发上，用梳子反复梳理。

【功效】

此方可使须发返黑。

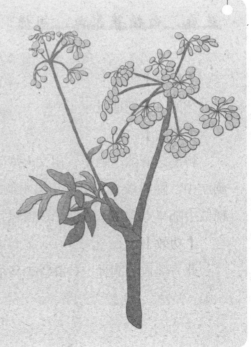

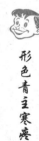

形色青主寒痿，面色泽气血充。

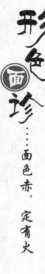

何首乌养血益气

【配方】

何首乌30～60克，红枣3～6枚，粽米100克，红糖或冰糖适量。

【用法】

先将何首乌在沙锅里煎至浓汁后，将药渣去掉，然后放入粽米和红枣，文火煮粥待粥将成时，加入适量红糖或冰糖，再煮开即成。每日服用1～2次，7～10日为一疗程，间隔5日再进行下一疗程，应长期食用，方能奏效。

【功效】

此方养血益气，养发、乌发。

芝麻、白糖等养血、润燥

【配方】

芝麻、白糖适量。

【用法】

将黑芝麻洗净晒干，用文火炒熟，碾磨成份，配入等量白糖，装到瓶中，随时取食。早晚用温水调服2羹匙。也可冲入牛奶，豆浆或稀饭中随早点食用，或做馅蒸糖包，也可作芝麻盐烧饼。

【功效】

此方养血、润燥、补肝肾、乌须发。

牛骨等可乌发美发

【配方】

牛骨或猪骨。

【用法】

将骨头砸碎，1份骨头加五份水，用文火煮1～2小时，骨头汤冷却后在容器底部沉积一层黏质的物质。食用时将骨头汤摇匀，用这种汤炖菜烧汤或当佐料均可。

【功效】

本药膳既是美食，又能乌发美发。

桂圆肉等乌发荣颜

【配方】

桂圆肉10克，莲子15克，大枣10克，粳米50克。

【用法】

以四物共煮成粥，每日2次，连服15～30日。

【功效】

此方气血双补，乌发荣颜。

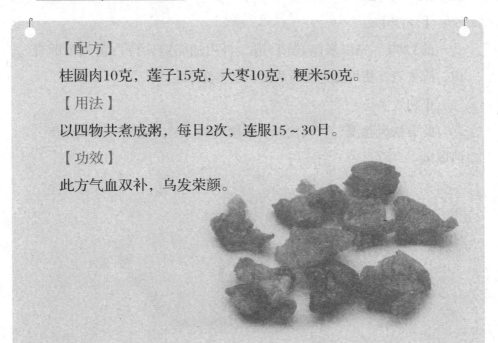

形色青主寒痰，面色泽气血充。

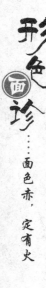

洁发止痒方

洁发止痒是指具有祛除头发垢腻白屑、止头皮瘙痒作用的一类方子。主要用于头发垢污油腻，难以洁净，甚至毡结不解，难以梳理，或白屑纷纷如雪片者。主要作用机制为祛风清热、实卫固表、凉血润燥、除垢止痒。常用的洁发止痒的偏方如下：

乌喙等祛风除湿

【配方】

乌喙、莽草、续断、细辛、辛夷、泽泻、白术、防风、百南草、白芷各60克，柏叶、竹叶（切）各75克，猪脂2 500毫升，生麻油2 500毫升。

【用法】

前12味，先以米醋浸渍1宿，再用油脂煎，待白芷色黄即膏成，滤去渣，使用时先洗净头发，以本膏涂之。

【功效】

此方祛风除湿、芳香化浊、养阴润燥，解毒通络，治头风痒、白屑风。

米泔清洁头发

【配方】

米泔1盆。

【用法】

淘米时取第二次淘米水，用以沐发，然后再用温水清洗一遍。

【功效】

此方能清热凉血、除污去垢、清洁头发，尤适宜于风热头屑及油性头发。

瓦松治头痒白屑

【配方】

瓦松。

【用法】

晒干，烧作灰，用两三层纱布把灰包起来，放在温度适宜的水中、揉捏，取汁洗头。

【功效】

此方可治头痒白屑，又能祛除垢腻。

形色青主寒痛，面色泽气血充。

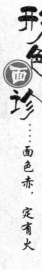

荆芥穗等治诸风多生白屑

【配方】

荆芥穗、莎草根（去毛）各150克，甘草（炙、切）105克，甘菊花（拣）15克，川芎、白芷、羌活（去茅头）、防风（去叉）各900克。

【用法】

上8味，捣为细末，炼蜜和匀，每30克分作1饼，每服1饼细嚼，黄酒送下，不拘时。

【功效】

此方主治诸风及沐发未干致头皮肿痒、多生白屑。

藿香、鸡舌香等去白屑

【配方】

藿香、甘松香、甲香（炙）、鸡舌香、附子（炮）、续断、乌喙（炮）各15克，泽兰、防风、细辛、白术各12克，白芷、松叶、莽草各21克，柏叶（炙）24克，大皂荚（炙）1克，（炙）甘草6克，猪膏500克。

【用法】

前17味切细，用棉布包裹，在米醋中浸泡1宿，然后再用猪膏煎烈，待附子色黄时去渣，其膏即成。先用清水洗头，拭干后再涂敷此膏，并用于摩擦头皮，令药膏渐渗入头皮。

【功效】

此方可疗头风，去白屑，长发，令发乌又滋润。

感 冒

感冒俗称"伤风",由流感病毒所引起的一种常见病,四季均可发生。本病以咽喉发痒、鼻塞、流涕、咳嗽、咳痰、头痛、发热、全身疲倦、四肢酸痛等为主要症状。主要在身体过度疲劳、寒暖失常、抵抗力低下时容易染发的病症。

大蒜生姜治感冒

【配方】

大蒜、生姜各适量。

【用法】

泡热开水或拌面吃。

【功效】

解表散寒。适用于风寒感冒初起,无汗出。

白萝卜、橄榄治流感

【配方】

橄榄5枚,白萝卜200克。

【用法】

将白萝卜洗净,切成小块,与橄榄一起煮汤。每日服3次,用量不限。

【功效】

清热解毒。治流行性感冒、白喉等。

形色青主寒痛,面色泽气血充。

绿豆、麻黄治流感

【配方】

绿豆30克，麻黄9克。

【用法】

将绿豆与麻黄，用水淘洗一下，放入锅内加水烧开，撇去浮沫，改用小火煮至豆花开，饮汁。

【功效】

治流感。

核桃、葱白、生姜茶叶治感冒

【配方】

核桃仁25克，葱白25克，生姜25克，茶叶15克。

【用法】

将核桃仁、葱白、生姜一起捣烂，与茶叶一同放入沙锅中，加水一碗半煎煮。去渣一次喝下，盖被发汗，注意避风。

【功效】

解表散寒，发汗退热。治感冒发热，头痛无汗。

萝卜、甘蔗治发热咽痛

【配方】

甘蔗500克，萝卜500克，金银花10克，竹叶5克，白糖适量。

【用法】

萝卜与甘蔗切块放入沙锅内加水，放金银花、竹叶一起煎，服用时加白糖。可当茶饮，每日服数次。

【功效】

消积化热，润燥止痛。治感冒，症见发热、咽喉疼痛及鼻干等。

生姜、红糖治风寒感冒

【配方】

生姜3片，红糖15克。

【用法】

先将生姜洗净切成丝，放在瓷杯内，以沸水冲泡，盖上盖温浸数分钟。再调入红糖，趁热顿饮，服用后盖被发汗。

【功效】

驱寒发汗治风寒性感冒。

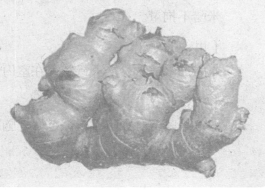

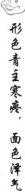

形色青主寒疼，面色泽气血充。

西瓜蕃汁治夏季感冒

【配方】

西瓜、番茄各适量。

【用法】

西瓜取瓢，去子，用纱布挤出汁液。番茄先用沸水汤烫，剥去皮，也用纱布挤出汁液。二汁混合，代茶饮用。

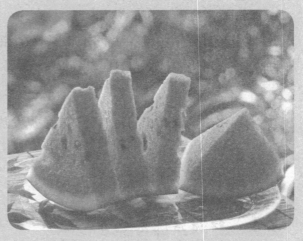

【功效】

清热解毒，祛暑化湿。治夏季感冒，症状发热、口渴、烦躁、小便赤热、食欲不佳、消化不良等。

米醋预防流感

【配方】

米醋不拘量。

【用法】

米醋加水适量，文火慢熬，在室内烧熏约1小时。

【功效】

消毒杀菌。有预防流行性感冒、脑膜炎之功效。

糯米、葱白、生姜食醋治风寒感冒

【配方】

糯米100克，葱白、生姜各20克，食醋30毫升。

【用法】

先将糯米煮成粥，再把葱白、生姜捣烂放入粥内，待沸后煮5分钟。然后倒入醋，立即起锅。趁热服下，上床盖被以助药力。15分钟后便觉胃中热气升腾，遍体微热而出小汗。每日早、晚各1次，连服4次即愈。

【功效】

发表解毒，祛风散寒。治外感初起周身疼痛，恶寒怕冷无汗，脉紧，其效甚佳。

【注意事项】

风热感冒不宜服用。

人参、苏叶、木香等治病毒性感冒

【配方】

人参、苏叶、葛根、前胡、半夏、茯苓各22克，陈皮、甘草、桔梗、枳壳、木香各15克，生姜3片，大枣1枚。

【用法】

每日服1剂，水煎服。

【功效】

祛痰止咳，益气解毒。

形色青主寒疼，面色泽气血充。

【配方】

紫苏叶、豆豉、生姜各10克，葱白5枚。

【用法】

每日1剂，煎2遍，每日分3次服。服后多饮热开水。如无汗者，争取出汗为佳。

头痛肢楚较重者加白芷10克；鼻塞嚏多较甚者加辛夷10克，麻黄6克。咳嗽加杏仁10克，桔梗10克。

【功效】

主治风寒感冒，恶寒发热、头痛、鼻塞、嚏多、流清涕，肢楚无汗，咳嗽痰白等。

【注意事项】

风热外感忌用。

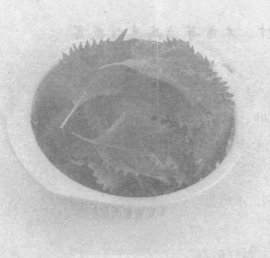

板蓝根、银花等治风热感冒

【配方】

板蓝根、银花、连翘各30克，荆芥10克（后下）。

【用法】

煎成50%浓液，每服30～60毫升，1日3次，儿童酌减。服药后多饮水。

【功效】

咳嗽加生甘草、桔梗、杏仁各10克，咽喉肿痛加锦灯笼、山豆根各10克。

【注意事项】

受凉引起的外感患者忌用。

霜桑叶治感冒

【配方】

霜桑叶500克。

【用法】

桑叶洗净，切碎，加水煮，蒸馏，收集饱和芳香水。每日2次，每服30毫升。

【功效】

祛风清热，治风热感冒。

形色青主寒疼，面色泽气血充。

藿香、防风、杏仁寒除湿

【配方】

藿香9克，防风9克，杏仁6克。

【用法】

用水煎2沸，分2～4次服用。

【功效】

宣肺解表，散寒除湿。适用于外感风寒挟湿。

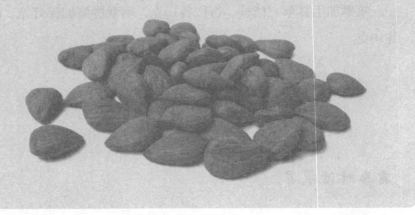

半边莲治感冒

【配方】

半边莲3克。

【用法】

将半边莲晒干研成细末，用温开水调服。

【功效】

治流感。

薄荷叶、干苏叶清热解表

【配方】

薄荷叶6克，干苏叶5克。

【用法】

先用清水将药洗净，再用温开水浸泡当茶喝。每日服3～4次，每剂可沏2～3次，连服3～5日。

【功效】

清热解表，疏风祛湿。适用于感冒初起或身热无汗者。

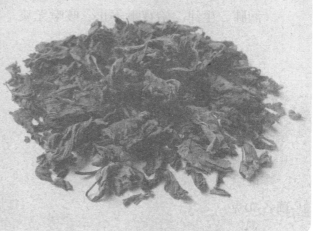

咳 嗽

咳嗽是肺部疾患的主要症候，可见于多种疾病中。其有声为咳，有痰为嗽，既有声又有痰者称为咳嗽。咳嗽虽然主要是肺经的病，但与其他脏腑都有关系。发病多见于老人和幼儿，尤以冬春季节为最多。以咳嗽为主要临床症状的疾病，多见于现代医学的呼吸道感染、急慢性支气管炎、肺炎、肺结核、百日咳、支气管扩张等病。

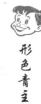

形色青主寒痰，面色泽气血充。

芝麻、冰糖治夜咳

【配方】

生芝麻15克，冰糖10克。

【用法】

芝麻与冰糖一起放入碗中，用开水冲饮。

【功效】

润肺，生津。治夜嗽不止、咳嗽无痰。

百合、枇杷等治咳嗽

【配方】

百合、枇杷、鲜藕各30克。

【用法】

取鲜良者百合、枇杷去核、鲜藕洗净，切成片一起煮汁，调入适量白糖，若冰糖更好，代茶频频饮。

【功效】

治燥热伤肺所致的咳嗽。

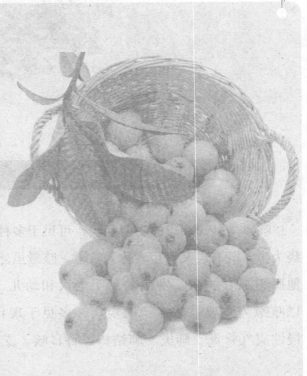

川贝、杏仁乳治咳嗽

【配方】

川贝3克，苦杏仁9克，梨汁1小杯，糖适量。

【用法】

杏仁用水泡软后捣碎，加水200毫升，煎汤去渣，加入川贝、梨汁、糖，研成杏仁乳。每日服2次，每次15毫升。

【功效】

用治咳嗽、慢性咳痰。

芫荽、饴糖大米治咳嗽

【配方】

芫荽（香菜）30克，饴糖30克，大米100克。

【用法】

将大米洗净，加水煮汤。取大米汤3汤匙与芫荽、饴糖搅拌后蒸10分钟。趁热1次服，注意避风寒。

【功效】

发汗透表。治伤风感冒引起的咳嗽。

形色青主寒疼，面色泽气血充。

159

蜜枣、山药治肺虚久咳

【配方】

蜜枣10个，山药1 000克，白糖350克，板油丁100克，桂花汁、湿淀粉、熟猪油少许。

【用法】

方一：山药洗净，放入锅内，加清水淹没山药为度，用旺火煮，待山药较烂时捞起，去皮，用刀剖成6厘米长、3厘米宽的长方形，拍扁。蜜枣一剖两半去核待用。方二：半大汤碗内涂抹上熟猪油，碗底摆上蜜枣再摆上一层山药，夹一层糖、板油丁，逐层放至碗口，撒上糖，扣上盖盘，上笼蒸1小时左右，然后取下，翻身入盘。方三：炒锅上火，将汤汁滤入盘内，放清水100克，白糖150克和少许桂花汁烧沸，用水、淀粉勾芡，起锅浇在山药上即成。

【功效】

补肾润肺。治肺虚久咳、脾虚腹泻、神疲体倦、四肢无力，久食补肾强身。

川贝母蜜糖治咳嗽

【配方】

川贝母6～12克（如用浙贝母，则用3～6克），蜜糖15～30克。

【用法】

将川贝母打碎，与蜜糖共置炖盅内，隔水炖，1次服完。

【功效】

治肺燥咳嗽。

橘皮、粳米治咳嗽

【配方】

橘皮15～20克（鲜者30克），粳米50～100克。

【用法】

先把橘皮煎取药汁，去渣，然后加入粳米煮粥，或将橘皮晒干，研为细末，每次用3～5克调入已煮沸的稀粥中，再共煮为粥。

【功效】

顺气、化痰，治痰湿犯肺之咳嗽。

芥菜、鲜姜治咳嗽

【配方】

鲜姜10克，鲜芥菜80克，盐少许。

【用法】

将芥菜洗净后切成小导，生姜切成片，加清水4碗煎至2碗，用食盐调味。每日分2次服，连用3日见效。

【功效】

宣肺止咳，疏风散寒。治风寒咳嗽，伴头痛、鼻塞、四肢酸痛等。

形色青主寒痛，面色泽气血充。

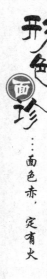

燕窝、西洋参治咳嗽

【配方】

燕窝5克，西洋参5克。

【用法】

先将燕窝用清水浸透，摘去羽毛杂物，洗净，晾去水汽，与西洋参一起放入炖盅内，加入八成满的开水，盖盖，隔水炖3小时以上。饮用。

【功效】

养阴润燥，降火益气。用治肺胃阴虚所致的干咳、咳血、潮热、盗汗等，对心血管病咳喘患者更宜。

发　热

　　发热病症可出现在许多疾病之中，是临床上最常见的症状之一。当体温超过正常时即可称为"发热"，其中37.5℃～38℃为低热；38℃～39℃为中等发热；39℃～41℃为高热；41℃以上为过高热。本病的病因非常复杂，有外感六淫之邪、内脏阴阳失调、食积、痰郁、情志等诸多原因。中医认为外感热多由六淫、疫疠等外邪侵袭引起，有表症、里证，半表半里证之分。表症为畏寒、头痛、鼻塞等，治宜发表解热；里证常见壮热并伴烦躁、口渴、腹满胀痛、便秘等，治宜清里除热；半表半里证见寒热往来、胸胁痞满、口苦咽干等，治宜和解。若邪气入于营分、血分，则出现高热并伴以各症，治宜清凉解毒、凉血开窍；内伤发热宜甘温除热；阴虚多为低热或潮热，并有虚烦、盗汗、消瘦等。

淡竹叶、鸭舌草解毒退热

【配方】

淡竹叶30克，鸭舌草60克。

【用法】

将鸭舌草、淡竹叶共煎2次，每次用水500毫升，煎半小时，两次混合，取汁当茶饮。

【功效】

清热解毒。适用于流感，高热烦渴或原因不明的高热。

大青叶、金银花治发热

【配方】

大青叶10克，金银花15克，蜂蜜50克。

【用法】

将大青叶和金银花水煎3～5分钟后去渣，在汤液中加入蜂蜜搅匀饮用。热重不退者1日可服3～4剂。

【功效】

疏散风热。用于外感风热，发热较重者。

形色青主寒痛，面色泽气血充。

菊花、白菜根清暑退热

【配方】

菊花15克，大白菜根3~5个，白糖适量。

【用法】

将大白菜根洗净、切片，与菊花共同水煎，加白糖趁热饮服，盖被发汗。

【功效】

清暑退热。适用于夏季暑湿发热。

鸭跖草、威灵仙治外感性高热

【配方】

鸭跖草30克，马鞭草、威灵仙各20克，青蒿10克，柴胡12克。

【用法】

用水煎服。

【功效】

治外感性高热。

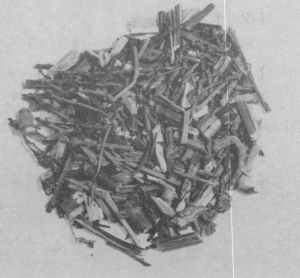

熟地、白茯苓治阳虚发热

【配方】

熟地8克，淮山药、白茯苓各30克，鸡骨架、猪肘各500克，制附片、肉桂各15克，雪豆200克，葱结30克，生姜块25克，胡椒粉1克，花椒18粒，味精1克，精盐12克。

【用法】

将猪肘去尽残毛，放火上烧焦肉皮，放淘米水中浸泡约30分钟，用刀刮洗成黄色，雪豆洗净发胀，鸡骨架洗净砍成数块；姜、葱洗净，再将锅置旺火上，加清水，入鸡骨、雪豆、附片、猪肘烧沸后，捞去血泡，加姜、葱、花椒、粉糟汁，改用中火煮约60分钟，再放小火上，加熟地、淮山药、白茯苓、胡椒、精盐缓缓煨炖至猪肘烂熟，汁浓，拣去鸡骨架、姜、葱花椒，再加味精调味即成。

【功效】

温阳引火归源，治阳虚发热。

霜桑叶、牡丹皮治长期低热

【配方】

霜桑叶10克，地骨皮10克，牡丹皮12克，柴胡14克。

【用法】

加水后用文火煎煮，分次饮服。

【功效】

治长期低热。

形色青主寒痛，面色泽气血充。

枸杞根、何首乌治发热

【配方】

枸杞根30克，胡黄连10克，何首乌20克。

【用法】

用水煎服。

【功效】

治外感性感染高热。

大山丹干根治高热

【配方】

大山丹干根15克。

【用法】

水煎服，频饮。

【功效】

祛风寒。治感冒高热不退。

薄荷、浮萍治流感发热

【配方】

薄荷9克，芦根30克，浮萍9克，白菜根1个。

【用法】

水煎分次服用。

【功效】

主治流感发热。

绿豆、绿茶治体内积热

【配方】

绿豆50克，绿茶5克，冰糖15克。

【用法】

绿豆洗净，捣碎，放入沙锅加水3碗煮至1碗半，再加入茶叶煮5分钟，加入冰糖拌化，待温分2次服食。每日1次，连服3日。

【功效】

清热祛火，治春季体内积热。

雪花梨、鲜藕等治发热

【配方】

雪花梨1个，鲜藕1节，甘蔗1段，荸荠15个，水萝卜1个。

【用法】

把甘蔗、荸荠、萝卜均去皮，连同雪花梨、鲜藕分别切碎，捣汁后混合，冷饮。

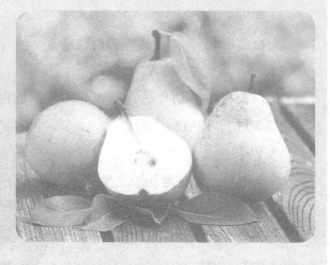

【功效】

清泻内火，治里热症。

形色青主寒痿，面色泽气血充。

荆芥、苏叶治风寒发热

【配方】

荆芥、苏叶、生姜各10克，茶叶6克，红糖30克。

【用法】

将荆芥、苏叶、生姜切成粗末，与茶叶一起放入瓷缸内，用开水冲泡，盖严，将红糖放入另盅或碗内；用开水浸泡的药液，趁热倒入，与红糖拌和，置大火上煮沸，即可趁热服下。服后盖被而卧，取微汗出，即可退热，剩下的药液煮热当茶饮。

【功效】

发汗解表，散寒退热，适用于风寒所致的发热。

白菜根、菊花治发热

【配方】

大白菜根3个，菊花15克，白糖适量。

【用法】

将白菜根洗净切片，与菊花共煎汤。加白糖趁热服，盖被发汗，每天1剂，连服3~4天。

【功效】

清暑退热，治暑湿伤表之发热。

蜂蜜、青叶、金银花风热

【配方】

金银花15克，大青叶10克，蜂蜜50克。

【用法】

将金银花、大青叶放入锅内，加水煮沸，3分钟后将药液澄出，放入蜂蜜，搅拌和匀，即可饮用。发热重，服1剂不退者，1日内可连续服3剂。

【功效】

疏散风热，治外感风热发热重者。

粳米、枣仁治阴虚发热

【配方】

生地黄汁约80毫升（或用干地黄60克），粳米100克，枣仁10克，生姜20片。

【用法】

将地黄洗净后切段，每次搅取其汁50毫升，用粳米加水煮粥，煮沸后加入生地黄汁、枣仁和生姜，煮成稀粥食用。

【功效】

滋阴清热，治阴虚发热。

形色青主寒痛，面色泽气血充。

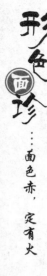

枸橼、粳米、冰糖理气清热

【配方】

枸橼15克，粳米50克，冰糖少许。

【用法】

将枸橼洗净，煎水，去渣，取汁约500毫升，以枸橼煎汁煮粳米，待粥熟时，加入冰糖，搅匀即成。每日早晚空腹服食，5～7日为1个疗程。

【功效】

理气解郁清热，适用于气郁之发热。

补 阳 方

阳，是指阳气。中医经典著作《黄帝内经》里解释说：所谓阳气，就好像天上的太阳一样，给大自然以光明和温暖，如果失去了它，万物便不得生存。人若没有阳气，体内就失去了新陈代谢的活力，不能供给能量和热量，这样，生命就要停止，足见阳气对人体生命活动是多么重要。

补阳法，适用于阳虚之人。所谓阳虚，就是人们通常所说的"火力不足"，如在寒冷的冬季，一些年老体弱的人，往往容易感觉手足不温，畏寒喜暖。人们把这种情况叫做"火力不足"，即阳虚。

羊肾等可补肾阳益精髓

【配方】

羊肾1对，肉苁蓉30克，黄酒、葱白、生姜、食盐各适量。

【用法】

羊肾去外膜，冲洗干净，切碎备用。肉苁蓉用黄酒浸泡一缩，去皱皮，细切备用。羊肾、肉苁蓉放入锅中，加清水、黄酒、葱白、生姜、食盐。煮至熟烂即成，空腔进食。

【功效】

此方有补肾阳、益精髓功效。适用于肾虚劳损，阳痿，腰膝冷痛，下肢无力。

鸽子等能补气血

【配方】

鸽子1只，鸡肉200克，烫熟青菜10克，鸡汤、精盐、胡椒粉、葱末适量。

【用法】

将鸽子宰杀，去毛、内脏、脚爪，洗净，放入沸水锅中汆一下，捞出剔骨，肉切丁。鸡肉洗净，下沸水锅汆一下，肉切丁。锅中放入鸽肉、鸡肉、盐、胡椒粉、葱，注入鸡汤，共煮至肉熟烂，加入青菜，盛入碗内即成。

【功效】

此羹用家鸽与鸡肉为主料，其肉性平，能补气血、解毒除湿、润精益气。鸡肉能补虚羸，益气生血。

形色青主寒痛，面色泽气血充。

大对虾有温肾壮阳之功

【配方】

新鲜大对虾1对，60度白酒250毫升。

【用法】

大对虾置大口瓶或瓷罐中，加入白酒蜜封浸泡1周。每日随量
饮酒，也可佐餐。酒尽时，烹食对虾分顿食用。适用于性机能减
退、阳痿。

【功效】

虾性味甘温，主入肾经，有温肾壮阳之功。

麻雀等壮阳益精

【配方】

麻雀5克，粟米100克，葱白、生姜、素油、食盐、黄酒各适量。

【用法】

麻雀去毛及内脏，冲洗干净，切块备用。素油倒入炒锅，烧
热，放入雀肉、黄酒、食
盐、葱白、生姜，炒熟，
加入清水和淘洗干净粟
米，煮至粥成。

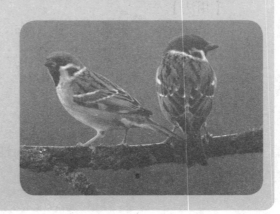

【功效】

此方有壮阳益精功
效。适用于阳虚赢弱。

新鲜精羊肉等益气血补虚损

【配方】

新鲜精羊肉150～250克，粳米适量。

【用法】

将羊肉洗净，切成肉块，同粳米煮粥。

【功效】

此方益气血、补虚损、暖脾胃，适用于阳气不足、气血亏损、体弱羸瘦、中虚反胃、恶寒怕冷、腰膝酸软等。

葱白等温阳祛寒

【配方】

葱白500克，大蒜250克。

【用法】

将葱白洗净，大蒜去皮，葱白切段，大蒜砸碎，两者置入锅中，加水2 000克煮沸15分钟即可。可供家里多人饮用，每人每次饮1茶杯，每日服3～4次。

【功效】

此方温阳祛寒，可防春寒袭表。

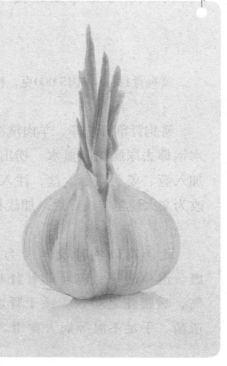

形色青主寒痰，面色泽气血充。

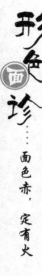

鹿肉等补五脏润血脉

【配方】

鹿肉1 000克，红枣适量，酱油、料酒、姜片、花椒、精盐各若干。

【用法】

鹿肉先用清水洗净，放沸水锅中焯去血水，捞出洗净，切约50克重的块。红枣洗净去核。将鹿肉下锅后，注入适量清水、料酒、红枣、花椒、盐、姜片，炖到鹿肉八成熟，加酱油上色，再炖到熟烂即成。

【功效】

鹿肉性温味甘，能补五脏、润血脉。

黄狗肾等可治肾虚腰痛

【配方】

黄狗肾1具，羊肉5 000克，精盐、料酒、葱、姜、胡椒粉各适量。

【用法】

将狗肾剖开洗净，羊肉洗净，葱、姜拍破。狗肾和羊肉同入沸水锅焯去尿臊味和血水，捞出狗肾切片，羊肉切条。放入锅中，加入葱、姜、料酒、盐，注入适量清水。武火烧沸，撇去浮沫，改为文火炖至羊肉熟烂，加盐和胡椒粉调味即成。

【功效】

此汤菜以狗肾及羊肉为主料。羊肉性味甘温，能益气补虚，温中暖下；狗肾能补肾壮阳。两料合用则具补肾阳、益精气、暖腰膝之功效。适于肾虚腰痛、双膝冷痛、无力、阳痿、遗精、手足不温等病人食用。

鹿肉、黄芪等可补阳

【配方】

鹿肉150克，黄芪、大枣各50克，精盐、生油、肉汤各适量。

【用法】

将鹿肉洗净切片。黄芪洗净。大枣洗净去核。将锅注入肉汤烧开，加入盐、生油。放入鹿肉、黄芪、大枣共煮，煮至鹿肉熟烂，调味即成。

【功效】

此方以中药黄芪、大枣配入鹿肉制成。

狗脊等可滋肾补血

【配方】

狗脊、金樱子、枸杞子各15克，狗肉500克，精盐、料酒、花椒各适量。

【用法】

狗脊洗净用水浸透切片。将金樱子、枸杞子拣去杂质洗净。将狗肉洗净，放沸水锅中焯去血水，捞出用冷水洗净后切成块。将狗脊、狗肉放入锅中，注入适量清水，用武火烧沸，撇去浮沫，改为文火炖至狗肉熟透。加入金樱子、枸杞子、花椒、盐、料酒，炖至狗肉熟烂。捞出狗肉放入碗中，盛汤入碗，用盐调味即成。

【功效】

此方滋肾补血、益精明目、强阳事之效。适于肾虚、尿频、遗精、阳痿、早泄、脚软及老人多尿等病人服用。

形色青主寒痛，面色泽气血充。

补 阴 方

阴，是指阴精。精为真阴，是化生元气的基本物质。精盈则生命力强，不但能适应四时气候的变化，抗御外邪的侵袭，而且还能延尺衰老；精亏则生命力减弱，抵御外邪的能力减退，而诸病所由生，肌体亦易衰老。

补阴法，适用于阴虚之人。所谓阴虚，主要是指濡养人体的物质缺乏，临床表现为：面红潮热、体瘦、五心烦热、口干咽燥、盗汗遗精、疲乏、眩晕、心悸、失眠、舌上少苔、脉细数。

苦瓜等可补阴

【配方】

苦瓜250克，瘦猪肉200克。

【用法】

将苦瓜、猪肉切成丝，锅内油热时，加葱姜末煸出香味，先入肉丝，后入苦瓜丝，翻炒，临熟时加食盐调味。佐餐用。

【功效】

经常食用苦瓜能增强皮肤的生理活性，使颜面皮肤更加细腻光滑。

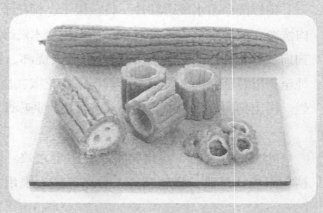

(左侧竖排标题) 形色面珍……面色赤，定有火

山药等可滋阴补肾

【配方】

山药100克，猪里脊50克，食盐适量。

【用法】

把山药去皮洗净后，与猪里脊一同切丝，倒入事先烧好的荤汤中煮沸，用食盐调味，可饮用。

【功效】

此方滋阴补肾、健胃止泻，适合于身体虚弱、烦热失眠者食用。

鸡蛋等滋阴润燥补益脾胃

【配方】

鸡蛋1枚，阿胶10克，黄酒、食盐各适量。

【用法】

将阿胶洗净，放入碗中，隔水蒸至阿胶融化，打入鸡蛋，加清水，黄酒搅拌均匀，继续煮至羹成，每日1次。

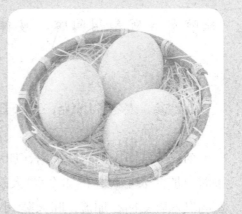

【功效】

鸡蛋内含丰富的优质蛋白，味甘性平，滋阴润燥，养血安胎，亦能补益脾胃。

形色青主寒疼，面色泽气血充。

鸡蛋等清热养阴补血安神

【配方】

鸡蛋5个，琼玉膏30克，熟猪油130克，湿淀粉15克，味精1克，白糖150克。

【用法】

鸡蛋去壳倒入碗内，加湿淀粉、白糖和清水10克和匀，用竹筷在碗内搅拌一分钟，加味精、琼玉膏继续搅匀，熟猪油用中火烧六成热，移至小火上，用汤瓢舀起热油25克，将搅好的蛋浆倒入锅中，并将舀起的油冲入鸡蛋浆中间，用木盖盖好，烘10分钟，用竹筷插入鸡蛋，如不粘竹筷，即烘好，将蛋翻面再烘2分钟，滗去锅内油，划条入盘。

【功效】

此方清热养阴、润肺止咳、补血安神，适用于肺虚久咳、气短乏力、干咳无痰、口渴、声音嘶哑等。

北沙参等可养阴润肺、生津止咳

【配方】

北沙参、麦冬各100克，五味子50克，蜂蜜500克。

【用法】

前三味洗净，倒入沙锅内，加水3～4大碗，浸泡1小时，小火煎1小时，取汁大半碗，再加冷水1大碗半，煎取药液半碗，将药液与蜂蜜同倒入碗盆内，加盖，旺火蒸2小时，冷却后装瓶服用。每次1匙，饭后开水送服，日服2次。

【功效】

此方养阴润肺、生津止咳、收敛肺气，适用于风热邪气伤肺脾所致的咳嗽。

干鲍鱼等可治肺热咳嗽

【配方】

干鲍鱼50克，鲜萝卜100克，精盐、姜、味精、料酒、鸡油、猪油、高汤各适量。

【用法】

将干鲍鱼洗净，再用热水浸泡，发开后去泥沙杂物，放锅内，注入适量清水，上笼蒸1小时取出。萝卜洗净切条。烧热锅加猪油，将姜片煸香，烹入料酒，注入高汤，加入盐、味精，将鲍鱼和汤一同倒入锅中，烧煮一段时间，再加萝卜条，烧煮上味，淋入鸡油即成。

【功效】

此汤润肺化热痰、宽中下气、消食作用。可治疗肺痿、肺热咳嗽、痰中带血，肺阴虚咳嗽、食积胀满等症。

净蛤仁等可润五脏开胃

【配方】

净蛤仁100克，鸡蛋3个，油菜25克，火腿、料酒、精盐、味精、葱、姜、麻油、生油各适量。

【用法】

将火腿切片，油菜洗后用开水烫一下，再放到冷水里浸凉，切成2厘米的段，蛤仁加上鸡蛋、味精、精盐、葱、姜末，搅匀。坐锅，生油烧热后，将蛤仁、鸡蛋一起煎，煎至两面呈金黄色，锅内加清水、味精、料酒、盐、火腿、油菜，烧开后，撇开浮沫，淋上麻油即成。

【功效】

此方有润五脏、开胃的作用。对于阴血不足所引起的心烦不眠、五心烦热、盗汗等症有疗效。亦可作为防止肝癌的保健食谱使用。

形色青主寒痛，面色泽气血充。

【配方】

生地60克，生姜汁50毫升，羊脂100克，蜂蜜20克。

【用法】

生地加水适量煎煮，每20分钟取煎液一次，加水再煎，共取煎液3次，合并，再以小火煎煮浓缩至稠黏如膏时，加生姜汁50毫升和蜂蜜，至沸，停火，待冷后装瓶备用。每次1汤匙，直接口服，每日2次，适用于身体虚弱久病或产后身体消瘦。

【功效】

羊脂味甘性温，可以补虚、润燥，配以生地滋养血，生姜除湿开胃，制成蜜膏，使药力缓慢吸收。

补 气 方

俗话说：人活着就是一口气。民间人们检查一个人是死是活，通常试一试这个人还有没有气，可见，气对于人体是多么重要。事实上也确实如此，祖国医学认为，人身三宝为精、气、神。气是生命活动的根本和动力，它充满全身，运行不息，关系着人体的健康与长寿。祖国医学经典著作《黄帝内经》中早就指出过："百病生于气"，意思是许多疾病的发生都与人体气的运行有关。因此，要养好生，必须注意补气。

补气法，适应于气虚之人。所谓气虚，即气不够用，动则气喘。经常感到疲倦乏力、少言懒语、食欲不振、舌淡苔白、舌边有齿痕(即有牙印)、脉虚弱无力等。

芡实、莲肉等健脾益气

【配方】

芡实、山药、茯苓、莲肉、薏苡米、白扁豆、党参、白术各6克，大米100克，糖适量。

【用法】

将前8味中药，加水共煮40分钟，捞出党参与白术之药渣，再入淘干净的大米，继续煮烂成粥，分顿调糖食用，连吃数日。

【功效】

此方健脾益气、温阳利湿，适用于体虚无力、虚肿、泄泻等。

干山药等可补气

【配方】

干山药、白术各30克，人参3克，面粉500克。

【用法】

山药、白术、人参研成细粉，加面粉，清水和面，擀薄切片煮食。

【功效】

本品有补气健脾功效。适用于脾胃虚弱、不思饮食、大便泄泻、疲倦无力。

【注意事项】

外感及实热病证者不宜食用本方。

形色青主寒痛，面色泽气血充。

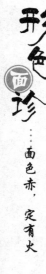

老鸭、猪蹄等可补气

【配方】

老鸭2只，猪蹄1对，葱1根，姜1块，花椒少许，料酒、食盐各适量。

【用法】

将老鸭宰杀后，热水煺毛，剖腹去内脏，切成小块，放入开水锅中汆2分钟捞出，控去血水，洗净备用。猪蹄刮尽毛垢，洗净，劈破为两块。生姜切片，葱切长段。沙锅内放水适量，将老鸭与猪蹄同入锅内，先用武火烧开，撇去汤面上浮沫。然后投入姜片、葱段、料酒、花椒，用文火炖约2小时，至猪蹄与鸭均脱骨为度。放食盐入锅再炖数分钟，即停火起锅，分次食之。

【功效】

此方可补气。

黄羊肉等可治肠胃虚弱所致的反胃

【配方】

黄羊肉250克，党参50克，精盐、味精、料酒、姜丝、猪油、肉汤各适量。

【用法】

将黄羊肉洗净，切片。党参润透洗净切片。先在锅内加油、姜丝、料酒、味精、盐及肉汤，烧开后加入黄羊肉、党参共煮，至肉熟烂，调味即成。

【功效】

黄羊具补中益气功效，常用于治劳伤、虚寒；党参益血补肺，补益中气。两者相合为用，则此汤菜补中益气之效更显著。本方适用于脾胃虚弱所致的反胃、饮食减少、消瘦之人。健康人食之能健脾胃。

生黄芪等补气

【配方】

生黄芪40克，粳米100克，红糖少量，陈皮末1克。

【用法】

每次取生黄芪浓煎取汁，选用粳米、红糖少量同煮，等粥将成时，调入陈皮末，稍沸即可。

【功效】

此方补益元气、健脾养胃、利水消肿，适用于劳倦内伤、慢性腹泻、体虚白汗、老年性浮肿、慢性肝炎、慢性肾炎、疮疡久溃不收口等一切气血不足的病证。

豆浆等可补虚赢肥健人

【配方】

豆浆200克，粳米59克，白糖适量。

【用法】

豆浆加水与米同煮为粥，或粳米如常法煮粥，临熟时加入豆浆，

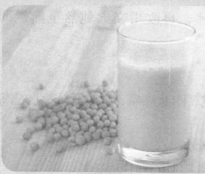

继续煮至粥成，以白糖调味，每日2次。

【功效】

此方补虚赢、肥健人，适合于体弱多病、形体消瘦者食用。

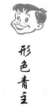

形色青主寒疼，面色泽气血充。

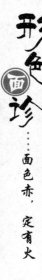

大麦等可温中肥健养胃

【配方】

大麦100克，草果6克，羊肉50克。

【用法】

将羊肉洗净，制成肉末，备用；大麦煮汤，临熟时，加入羊肉末、草果、黄酒及食盐，搅拌均匀，继续煮至熟烂。遂停火，佐餐食用。

【功效】

本打温中、养胃、肥健。适合于脾胃虚弱、食少消渴、体弱消瘦者食用。

葱、猪蹄等可补气消肿

【配方】

葱50克，猪蹄4只，食盐、味精各适量。

【用法】

将猪蹄拔净毛，洗净，用刀划口置祸中，葱切段加入锅内，加盐、水适量，先用武火煮沸，再改用文火炖熬至熟烂即成。吃肉喝汤。

【功效】

此方补气消肿，适用于血虚、四肢疼痛、浮肿、疮疡肿痛等。

椰子可补气

【配方】

椰子1个。

【用法】

将椰子剥去外皮，去壳，取白色肉瓤，切成小块食之，每次数块。

【注意事项】

老年人、高血压患者、肥胖者慎用。

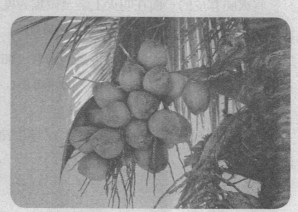

补 血 方

血是人体最宝贵的物质之一，它内养脏腑，外濡皮毛筋骨，维持人体各脏腑组织器官的正常机能活动，使目能视、脚能步、手能捏、指能捏、神志清晰、精力充沛，这些都是血的功能。若血虚，不能营养人体，则面色无华、视力减弱、模糊、眼球干涩、关节活动不灵、四肢麻木、皮肤干燥、发痒、神志异常、头痛眩晕、惊悸，失眠多梦等，因此，必须重视补血。

形色青主寒痛，面色泽气血充。

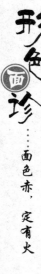
火腿等补脾开胃

【配方】

火腿2 000克，猪肋条肉3 000克，白酒1 000克，清酱200克，白糖100克，茴香10克，花椒20粒。

【用法】

将火腿有皮的一面在明火上烧至微焦为度，用温火浸泡后，刮去油垢和焦痕。再入锅煮熟，连皮切成小方块，猪肋条肉切方块煮一下后，同金华火腿一起入沙锅，再煮肉汤煨，加入白酒、清酱、茴香、花椒、白糖，文火煮至肉烂为佳。肉味香美，俗名佛跳墙。

【功效】

火腿性温味咸，有补脾开胃、滋肾生津、益气血、充清髓的作用。

藕、粳米可补血

【配方】

藕适量，粳米100克，砂糖少许。

【用法】

将藕洗净，切成薄片，同粳米，砂糖同入砂锅内煮成稀粥。本方健脾、开胃、益血、止泻。

【功效】

此方适用于食欲不佳，大便溏薄，热病后口干烦渴。

净母鸡等补血养阴

【配方】

净母鸡1只(约重1 250克)，桂圆肉、荔枝肉、乌枣，莲子肉、枸杞子各15克，冰糖30克，调料各适量。

【用法】

鸡腹部朝上放在大碗中，桂圆肉、荔枝肉、乌枣、莲子肉、枸杞子置于四周，再加上冰糖及精盐、料酒、葱、姜、清水各适量，上笼蒸2小时取出，调味，撒上胡椒粉。

【功效】

此方补血养阴、益精明目，适用于病后、产后气血虚弱，面色苍白，形体羸瘦等症。

鲜桑葚滋阴补血

【配方】

鲜桑葚1 000克，糯米500克。

【用法】

鲜桑葚洗净捣汁（或以干品300克煎汁去渣），再将药汁与糯米共同烧煮，做成糯米干饭，待冷，加酒曲适量，拌匀，发酵成为酒酿。每日随量佐餐食用。适用于肝肾阴亏之消渴、便秘、耳鸣、目暗、瘰疬、关节不利等。

【功效】

桑葚滋阴补血力强，辅以糯米补中益气，提高疗效。

形色青主寒瘘，面色泽气血充。

红枣、花生米益气养血

【配方】

红枣50克，花生米100克。

【用法】

红糖50克。枣洗净泡发，花生略煮后取花生衣，将枣与花生衣同放入煮花生的水中，加冷水适量，文火煮半小时，捞出花生衣，入红糖，溶化后收汁，作点心服用，

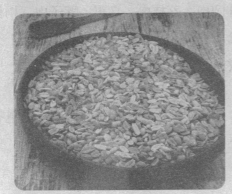

【功效】

此方益气养血，适用于血虚证。

益 精 方

精在人体生命活动中有着十分重要的作用。原因是精是构成人体及促进人体生长发育的基本物质。若阴精充盛，则生命力强，身健少病；若阴精衰虚，则生命活动减退，正如《黄帝内经》里说："夫精者，身之本也"；"精气神三者，古代养生家誉为人身三宝"，是养生的关键，但在这三者中，精能化气生神，故精又是神产生的基础，如《黄帝内经》主张"保精全神"，以却病延年，并认为五脏之精不藏，则阴虚无气，乃致夭亡。因此，平素一定要重视对阴精的补益。

干蛤士蟆油等可补肾益精

【配方】

干蛤士蟆油25克，果脯200克，葡萄干少许。冰糖50克。

【用法】

将干蛤士蟆油用温水泡开，择去黑线，洗净。用开水氽一下捞出，切成小丁。将果脯、葡萄干洗净，果脯切成小丁。将冰糖化成水，放碗内，再放入蛤土蟆油丁、果脯、葡萄干，上屉蒸30分钟取出即可。

【功效】

此为甜汤菜，高级滋补品。蛤土蟆油，能补肾益精、润肺养阴，配以补中益气，和胃润肺的果脯与冰糖，其滋补作用增强。本菜具有补肾益精、润肺养阴、并有化痰止咳的作用。常治疗体虚乏力，肺肾虚弱、肺虚咳嗽，肺痨吐血，以及神经衰弱等。

猪胰等可益精血

【配方】

猪胰1具，淡菜150克，适量料酒、精盐、胡椒粉、姜片、肉汤。

【用法】

将猪胰洗净，放入沸水锅中，氽一下，捞出切片，将淡菜浸泡，洗净，然后放锅内加适量水煮，沸后捞出洗净，再在锅中加入猪胰、粉酒、精盐、胡椒粉、姜片、肉汤烧煮至熟烂，盛入汤盆即成。

【功效】

此方益精血、润燥、补五脏，适合于身体虚弱者。

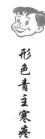

形色青主寒痰，面色泽气血充。

制何首乌、菟丝子等固精气乌须发

【配方】

制何首乌、茯苓各200克，当归、菟丝子、牛膝、补骨脂、黑芝麻各50克。

【用法】

将何首乌、茯苓、当归、枸杞、菟丝子、牛膝、补骨脂、黑芝麻、水各适量，浸泡透发，再放在锅内加热煎煮，每20分钟取煎液一次，加水再煎，共取煎液3次，合并煎液，先以大火，后改为小火继续煎熬浓缩，至汁液稠黏如膏时，加入蜂蜜一倍，后改为小火继续煎熬浓缩，至汁液稠黏如膏时，加入蜂蜜一倍，搅拌均匀，加热煮开即可停火，待冷装瓶备用。每次1汤匙，以开水冲化饮用，每日2次。

【功效】

此方固精气、乌须发、壮筋骨。

补益肺气方

由于肺主气，又司呼吸，故肺在人体具有重要的作用。正如《黄帝内经》里所说："肺者，相傅之官，治节出焉。"如果肺气虚就会在临床上见到神疲乏力、少气、懒言、舌质淡白、脉象虚弱。

猪肉皮等可开胃补肾

【配方】

猪肉皮500克，胡桃仁50克，果丹皮30克，盐4克，鲜辣粉2克，麻油、黄酒各10克，糖、青葱少许。

【用法】

猪皮拔去残毛洗净切粗丝。锅烧清水沸腾后将肉皮放进烫一下捞出，肉皮入锅加水约1 000克、加酒旺火烧开，文火煮半小时后放入洗净的胡桃仁。旺火烧开。5分钟后入盐、糖、青葱起锅，装盘后将切丝的果丹皮倒进，浇上麻油、撒上鲜辣粉拌匀即可。

【功效】

此方有开胃、补肾、润肺、抗衰老等功效。

干山药片等可补脾胃滋肺肾

【配方】

干山药片45～60克(或鲜山药100～120克)、粳米100～150克。

【用法】

将山药洗净切片，同粳米共煮粥。

【功效】

此方补脾胃、滋肺肾，可用于脾虚腹泻、慢性久痢、虚劳咳、食少体倦，以及老年性糖尿病等。

形色青主寒瘀，面色泽气血充。

白木耳、冰糖可滋阴润肺

【配方】

白木耳10克，冰糖30克。

【用法】

将白木耳用清水浸泡2小时左右，然后拣去杂质，放在盆内，倒入沸水，加盖闷泡30分钟，使之泡发膨胀，煎去蒂部末梢，用清水洗净，分成片状，与冰糖一同放入锅内，加清水100毫升，先用武火煮沸，再用文火煎熬60分钟，以白木耳熟烂为度。

【功效】

此方滋阴润肺、养血和营，适用于阴虚肺燥，症见干咳有痰，大便燥结，咽喉痛等。

健脾益胃方

在中医学，胃气是脾胃功能的总称，而脾胃是人体重要的器官之一，是气血生化之源。人体的生长发育，维持生命的一切营养物质，都要靠脾胃供给。若脾胃功能减弱，则人体的生长发育、新陈代谢就会受到严重影响。所以，古代养生家特别强调"胃气"的重要性。我国古代著名的医生华佗曾说，"胃者，人之根本；胃气壮，五脏六腑皆壮也……"《黄帝内经》说："人无胃气曰逆，逆者死。"总之，要养生。要延年益寿，必须要保养胃气。

炒山楂等可消食导滞

【配方】

炒山楂、炒麦芽、炒谷芽、鸡内金、神曲各30克，橘皮15克。

【用法】

诸药干燥，共为细末，每服6～10克，米汤送下，日3次。

【功效】

此方消食导滞、理气健胃，适用于食欲不振、脘腹胀满、呕恶嗳气等。

大麦芽等可健脾养胃

【配方】

大麦芽30克，红茶3克。

【用法】

大麦芽加水煮沸5分钟后，滤取汤液，倒入装有红茶的茶壶内，温浸10分钟即可饮用。代茶饮。

【功效】

此方健脾养胃，行气消食。适合食欲不佳者食用。

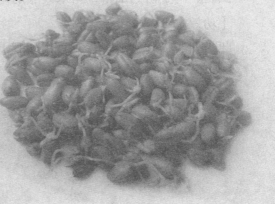

形色青主寒痛，面色泽气血充。

大枣等可补中益气健脾开胃

【配方】

大枣、生姜各20克，甘草30克，食盐适量。

【用法】

大枣去核，生姜切片，二者焙干待用；甘草与食盐炒制后，与枣、姜研为细末，装瓶收贮备用；每次10克，开水冲服，每日2次。

【功效】

此方补中益气、健脾开胃。适合脾胃虚弱、不欲饮食或食之呕吐者服食。

淮山药等可补脾胃助消化

【配方】

淮山药15～20克，鸡内金9克，小米或大米150克。

【用法】

山药、内金研为细末，与米共煮粥，熟后加白糖调味食。

【功效】

此方补脾胃、助消化，适用于脾虚泄泻、食少体倦。

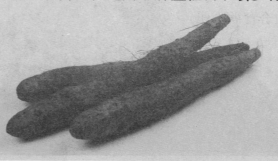

补益心脏方

众所周知，心在人体中占有重要的位置，正如《黄帝内经》中说："心者，君主之官，神明出焉"，又说："心者，五脏六腑之大王"，均说明了若要养生保健、益寿延年，一定要重视对心功能的保健。对此，古人早就明确指出："以此养生则寿"。

豆腐浆等可健脾养胃

【配方】

取新鲜豆腐浆适量，粳米90克，冰糖少许。

【用法】

用豆腐浆同粳米煮粥，粥成后，加入冰糖少许，再煮一二沸即可。

【功效】

此方健脾、养胃、润肺、补虚，适用于年老体衰、营养不良、以及血管硬化症、高血压、冠心病的防治。

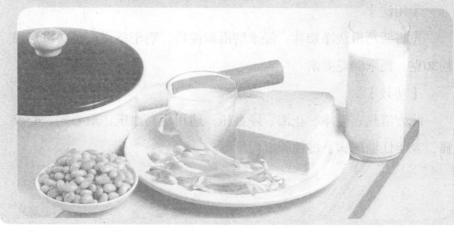

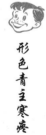

形色青主寒痛，面色泽气血充。

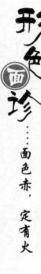

菊花等可清肝火降血压

【配方】

菊花适量，粳米600克。

【用法】

秋季霜降前，菊花采摘去蒂，烘干或蒸后晒干，亦可置通风处阴干，然后磨粉备用。先用粳米煮粥，待粥将成时，调入菊花末10～15克，稍煮一二沸即可。

【功效】

此方散风热、清肝火、降血压，适应于高血压病、冠心病、肝火头痛、眩晕目暗、风热目赤等。

葛根粉等可清热止渴

【配方】

葛根粉30克，粳米60克。

【用法】

先将新葛根洗净切片，经水磨澄取淀粉，晒干备用。每次以葛根粉30克，粳米60克煮粥。

【功效】

此方清热、生津、止渴、降血压，适用于高血压、冠心病、心绞痛、老年性糖尿病、慢性脾虚泻痢等。

山药、葡萄干等可补益心脾

【配方】

山药、莲实、葡萄干各50克，白糖少许。

【用法】

山药洗净，切薄片；莲实用温水浸泡后去皮心；葡萄干洗净。三者同置锅内、加水，用武火煮沸后转用文火煮至熟，调入白糖。早晚餐温热服食。

【功效】

此方补益心脾。适用于面色㿠白、乏力倦怠、形体虚弱、腹张便秘等症。

龙眼肉等补养气血补心益脾

【配方】

龙眼肉50克，枸杞子40克。桑葚籽30克，鸡蛋1个。

【用法】

鸡蛋熟后去壳待用；龙眼肉、枸杞子、桑葚籽加水1 000毫升，文火煎至300毫升时，入鸡蛋，再煎10分钟，将鸡蛋及汤料入盛有白糖的碗内，搅匀饮用。

【功效】

此方补心益脾，补养气血，适用于心脾两虚，神情恍惚，健忘不眠、食少体倦、面色萎黄等。

形色青主寒疼，面色泽气血充。

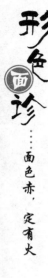

补肾气方

中医养生学认为，人体生长发育、衰老与肾气关系密切，可以说衰老与否、衰老速度、寿命长短，在很大程度上决定于肾气强弱。肾气旺盛，人就不易衰老，衰老速度也缓慢，寿命也长；反之，肾气衰，衰老就提前，衰老的速度也快，寿命也短。正如我国著名医学家叶天士所说，"男子向老，下元先亏"，这里的下元，即指先天元气，而元气藏于肾，元气亏，即肾气虚，故人体变老。由此可见，能否延年益寿的关键在于是否能保养人体肾气。

鹌鹑等可补肝肾

【配方】

鹌鹑1只，枸杞子30克，杜仲15克。

【用法】

将3味水煎取汁，饮汤食鹌鹑。

【功效】

此方补肝肾、强腰膝、健筋骨，适用于肝肾虚所引起的腰膝酸软、牙齿不固者。

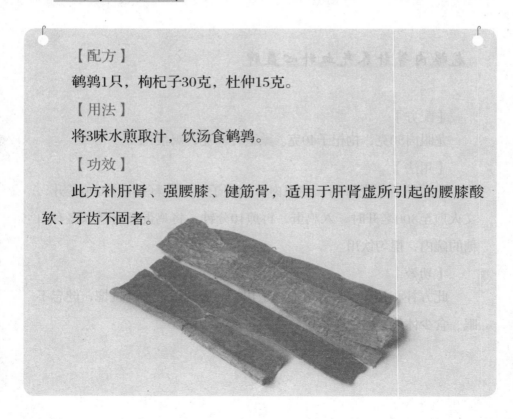

当归、小川芎等可固齿补肾

【配方】

当归(酒浸)、小川芎、荆芥穗、香附末、白芍药、甘枸杞、熟地黄各75克，川牛膝(去芦，酒浸)60克，细辛9克，补骨脂45克，升麻15克，青盐9克。

【用法】

共研为末，用老米500克，煮饭合成丸，阴干，瓦罐封固，炭火或桑柴火，烧成灰存性研为末，用铝盒盛之。清晨以药粉擦牙，然后温水漱咽服下。

【功效】

此方为固齿补肾散，适用于肾虚之牙齿不固。

栗子、粳米等补肾气厚肠胃

【配方】

栗子、粳米、冰糖各100克，清水1 000克。

【用法】

将栗子用刀砍开，去壳取肉，切成碎米粒划，将粳米淘洗干净。放入锅内加清水，栗子上火烧开，加入冰糖熬煮成粥即可。

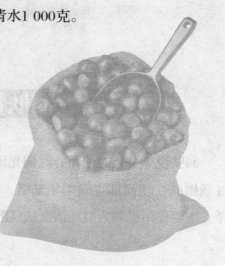

【功效】

此方补肾气、厚肠胃，对肾虚有疗效。

形色青主寒痛，面色泽气血充。

九节菖蒲可补肾气

【配方】

九节菖蒲不拘多少。

【用法】

将药生捣，绞汁5 000毫升，加糯米625克，蒸熟，再加红曲250克，相拌令匀，入瓷缸，密盖3周，即成。温服，1日3次。

【功效】

此方补肾气，能使白发变黑。

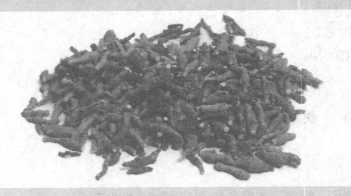

润肤悦颜方

润肤悦颜是指能使面容红润光泽、美观悦目的一类方子，此类方重在红颜嫩肤，使面部皮肤柔华细腻，色如桃花，并兼防治面皮干涩粗糙不泽。主要作用机制为温通活血祛风散寒，膏泽濡润。

淮赤铆、胡桐泪等润美面部

【配方】

淮赤铆500克(另捣)，桑白皮24克，胡桐泪15克，波斯白石蜜30克(螺)。

【用法】

前四味，于钢铁铛器中注水1 600毫升。急火煮水令鱼眼沸，纳紫铆；又沸，纳白皮，搅令调，又沸，内胡桐泪及石蜜，总经十余沸，紫铆并流向下，即熟。以生绢滤之，渐渐浸叠絮上，每浸沉，以竹夹如干脯，炭火上炙至燥，复浸之，浸经6～7遍即成，10遍以上更佳，涂面。

【功效】

此方祛痰生肌，散风解毒，润美面部。

干姜、红枣等保持额面红白细嫩

【配方】

干姜6克，红枣2 000克(干用去核)，白盐60克(炒黄)，炙甘草30克，丁香、木香各1.5克，陈皮适量(去汤)。

【用法】

诸药共捣如泥，每次煎服或点服，不拘量。

【功效】

此方久服可使脾胃健运、气血滋生，保持颜面红白细嫩。

形色青主寒疼，面色泽气血充。

莲花、莲子等延年不老

【配方】

莲花210克，莲藕240克，莲子270克。

【用法】

阴放半干，沙锅蒸熟晒干，研细末炼蜜为丸，如桐籽大。每服9克，开水送下。

【功效】

此方健脾补肾，悦色，延年不老。

猪胰、栝楼籽等泽面红颜

【配方】

猪胰、芜菁子、栝楼籽、桃十二各等份。

【用法】

以酒和捣、敷面，避风吹日晒。

【功效】

本膏活血润肤、泽面红颜，并能去皱防裂。

丹砂等润肤红颜

【配方】

丹砂30克。研细，入白蜜少许，更研如膏，入盆中。

【用法】

每于临睡前涂面，次日用浆水洗去。

【功效】

此方润肤红颜，既滋润营养皮肤，又具化妆美容作用。

增白莹面方

增白莹面方是指能使面容色白如玉、光净悦泽的一类方子。本类方子多有明显的增白功效，其作用机制为祛风活血、宣肺补肾、涂泽膏润、祛斑莹肌、白皙皮肤。

生半夏祛风白面细面嫩容

【配方】

生半夏。

【用法】

生半夏不拘多少。将半夏焙干，研为细末，米醋调匀，贮瓶备用，涂敷面部，从早至晚频涂，3日后用皂角汤洗下。

【功效】

此方散结行瘀、祛风白面、细面嫩容。

白瓜子中仁等和气血润皮肤

【配方】

白瓜子中仁(冬瓜仁)38克，白杨皮15克，桃花30克。

【用法】

捣细，饭后服，每日3次，每次3克。欲白，加瓜子；欲赤，加桃花。30日面白，50日手足俱白。

【功效】

此方和气血、润皮肤，治头面手足黑，令皮肤光泽洁白。

形色青主寒痛，面色泽气血充。

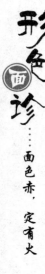

绿豆粉等祛风润肤

【配方】

绿豆粉60克，白芷、白及、白蔹、白僵蚕、白附子、天花粉各30克，甘粉、山奈、茅香各15克，零陵香、防风、藁本各6克，皂荚2个。

【用法】

共研细末，每次洗面时用。

【功效】

此方祛风润肤、通络香肌，令面白如玉。

冬瓜润肤白面

【配方】

冬瓜1个。

【用法】

去青皮，肉、瓤、籽均用。瓜肉切片，以酒1升半，水1升，同煮烂，用竹筛滤去渣，再以布滤过，熬成膏，入蜜500克再熬，稀稠得所，以新棉再滤过，用瓷器盛。用时取粟子大，以唾液调涂面上，用于擦面。

【功效】

此方润肤白面，适用于颜面不洁、苍黑无华。

猪胰等令人面洁白悦泽

【配方】

猪胰5具，芜菁子60克，栝楼籽150克，桃仁90克。

【用法】

将猪胰切成小块（注意勿用铁刀），桃仁汤浸去皮，与芜菁子、栝楼籽一同置入石臼中，加入适量的黄酒，捣烂如泥即成，外搽颜面。

【功效】

此方令人面洁白悦泽、颜色红润，注意避风吹日晒。

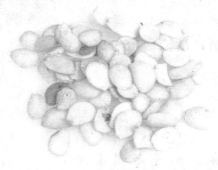

祛斑洁面方

祛斑洁面方是指具有祛除各种色斑，使面部洁净光润作用的一类方剂。其作用机制为内以理气活血、疏肝清热、宣肺补肾，外以祛风活血、清热解毒、祛斑莹肌。

使用祛斑洁面剂应尽量减少或避免强烈日光照射，少吃辛辣燥热之物，保持心情舒畅。

形色青主寒痰，面色泽气血充。

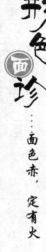

醋浸白术治雀斑

【配方】

醋500克，白术50克。

【用法】

用醋浸泡白术7天。以醋涂擦面部，日数次，应连续使用。

【功效】

消斑洁面。治黑斑、雀斑。

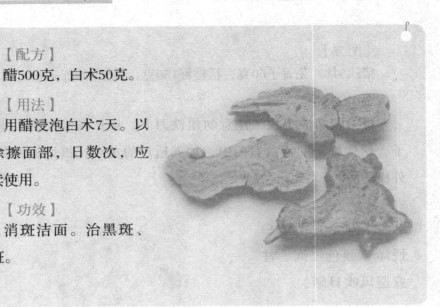

糯米、咸面等祛雀斑

【配方】

糯米30粒，生石灰半酒杯，碱面6克。

【用法】

先将碱用温水溶化，然后倒入石灰内拌匀成泥状，再倒入另一稍大的杯中，将糯米扎入石灰泥内1/2，把石灰泥杯覆盖在潮湿地上，12小时后，糯米已熟，将上半部熟米调匀成膏。用时针挑此膏点涂在雀斑上。涂后稍有痒痛感，约10分钟可消失。

【功效】

祛黑消斑。治雀斑。

蜂蜜养肤化斑

【配方】

蜂蜜（以天然的未经加工的为佳）。

【用法】

搅匀。涂于斑点处。

【功效】

蜂蜜含有蛋白质、多种矿物质、天然香料、色素、有机酸、多种酶、多种维生素等，对治疗面部皮肤粗糙、黄褐斑、老年斑有一定的作用。

杏仁、鸡蛋清美面消斑

【配方】

杏仁，鸡蛋清，白酒。

【用法】

杏仁浸泡后去皮，捣烂如泥，加入蛋清调匀。每晚睡前涂搽，次晨用白酒洗去，直至斑退。

【功效】

杏仁含杏仁苷、脂肪油、杏仁油及葡萄糖等，蛋清含多种维生素、烟酸，都有促进皮脂腺分泌，滋润皮肤之作用。适于治面部黑褐斑及面黯无光泽。

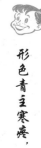

形色青主寒痛，面色泽气血充。

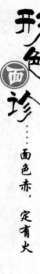

抗皱驻颜方

抗皱驻颜方指具有防止或减少面部皱纹，延缓衰老，留止容颜，保持青春作用的一类方剂。其机制为补益气血，益肾填精，调养脾胃，疏风活血，滋养肌肤。

轻粉、淀粉展皱腻肌细肌

【配方】

轻粉、淀粉各9克，陀僧6克。

【用法】

将3味，研为细末，另用皂角子取白仁以热浆水浸成膏，调药末，稀硬得所。调制好的药膏应密贮于瓷瓶或有色玻璃瓶中，避免日光照射。

【功效】

此方展皱腻肌细肌。

莲子、芡实、薏米消除皱纹

【配方】

莲子、芡实各30克，薏米50克，龙眼肉8克，蜂蜜适量。

【用法】

各药加水煮1个小时后食用。

【功效】

此方消除皱纹、白面美容。

鸡蛋抗皱驻颜

【配方】

鸡蛋3枚。

【用法】

酒浸鸡蛋，密封4～5日即成，用时，取其蛋清敷面。

【功效】

此方润肤、白面、减皱。

白芷、白附子等防皱、祛斑点

【配方】

白芷、白蔹、白术各30克，白及15克，白附子、白茯苓(去皮)、细辛各9克。

【用法】

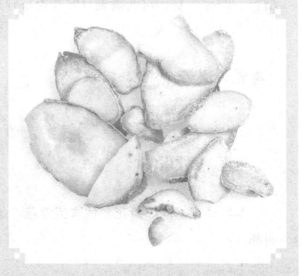

上药筛净，共为极细末，用鸡蛋清调和，丸如弹子大或小指状，阴干，贮瓶备用。每晚洗脸后，用温浆水在瓷器内磨汁，涂面。

【功效】

此方可防皱、祛一切斑点，令人面光润。

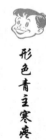

形色青主寒痛，面色泽气血充。

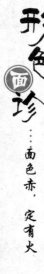
白术、藁本等润肤展皱

【配方】

白术、茯苓、杜衡各45克，葳蕤、藁本、芎䓖、土瓜根、栝楼各37.5克，木兰皮、白僵蚕、蜀水花、辛夷仁、零陵香、藿香各125克，菟丝子60克，栀子花、麝香(酒浸并棉裹)、鹰屎白各225克，冬瓜仁37.5克，桃仁1 000克，白蜡90克，羊脂2 000克，猪脂1 000克(水浸7日，日别易水)，猪胰1具，白附子30克。

【用法】

将25味，并细切，酒4 000毫升，取猪胰、桃仁、冬瓜仁棉裹内酒中，揉令消，绞取汁，用渍药1宿。另煎猪脂令消，去渣，以鹅脂、羊脂、血蜡于铛中，用棉裹内铛，微火煎三上三下，药黄色，去渣。待澄候凝，内鹰屎白末，搅令匀，以涂面妙。

【功效】

此方是一个较为完备的面脂方，功能行血散结润肤展皱、悦色增容、辟秽香身，对面很黑且皱有很好疗效。

荷花、芙蓉花活血润肤

【配方】
荷花、芙蓉花。

【用法】
春取桃花，夏取荷花，秋取芙蓉花，冬取雪水煎3花为汤，频洗面部。

【功效】
此方活血、润肤、去皱。

栗子活血润肤

【配方】
栗子。

【用法】
栗子上薄皮。共研为末，用蜜调和，涂面。

【功效】
此方活血，润肤，展皱。

杜衡、白附子等悦颜去皱

【配方】
杜衡、牡蛎(熬)、防风、藁本、细辛、白附子、白芷、当归、木兰皮、白术、独活、玉竹、天雄、茯苓、玉屑各30克、菟丝子、防己、商陆、栀子花、橘皮、白蔹、人参各90克，甘松香、青木香、藿香、零陵香，丁香各60克，麝香15克，白木脂、白鹅脂(无鹅脂以羊髓代之)、牛髓各100克，羊胰3具。

【用法】
将上物以水浸脂髓等5日，每日易水2次；又5日，每日1易水；又10日，2日1易水，凡20日止。以酒100毫升，羊胰去脉，切细于瓷器中浸之，密封1宿，第二日晨以诸脂等合煎，三上三下，以酒水气尽为候，即以棉布绞去渣，研之千遍，待凝上使白如雪。每夜涂面，第二天洗去，再涂新者。

【功效】
此方悦颜去皱，10日以后，色如桃花。

形色青主寒痛，面色泽气血充。

211

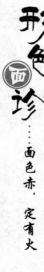

紫草根等防皱润肤

【配方】

紫草根若干，菜油若干。

【用法】

取紫草根洗净，晾干研细末，将其5份掺入60份菜油中，于35℃下搅拌，过6个小时后过滤得其液，此液作为化妆油使用，日涂面部1次。

【功效】

此方具有防皱润肤之功。

鹿角霜、白蔹等润肤白面

【配方】

鹿角霜60克，牛乳75克，白蔹、川芎各30克，天门冬15克(去心、焙)，酥90克，白芷、白附子(生用)、白术、杏仁各30克(汤浸、去皮尖、双仁、别研如膏)。

【用法】

药捣罗为末，入杏仁膏研匀，用牛乳及酥，于银锅内，以慢火熬成膏。每夜涂面，且以浆水洗。

【功效】

此方祛风活血、润肤白面、御老去皱。

干枸杞、白酒补虚损长肌肉

【配方】

干枸杞250克，白酒500毫升。

【用法】

枸杞放入小口瓶内，加入白酒，密封瓶口，每日振摇1次，7日后开始饮用，边饮边添白酒，每日晚餐或临卧前随时饮用，不会饮酒者，也可用葡萄酒。

【功效】

此方补虚损长肌肉。益面色，防皱纹。

枳实等洁肤去皱

【配方】

枳实、土瓜根、商陆各等份。将3味药共研为细末，贮瓶备用。

【用法】

每日早晨用少许，如日常洗面。

【功效】

此方清热解毒，洁肤去皱。

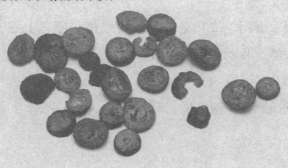

形色青主寒痛，面色泽气血充。

白芷等防皱

【配方】

白芷、商陆、玉竹、当归、白蔹、细辛、白及、鹿角胶、土瓜根、白茯苓、鸬鹚屎、密陀僧、栝楼仁、桑根白皮、橘十二、白附子、川芎、冬瓜仁、桃仁、硇砂各30克。

【用法】

将药捣为散，先将鹿角胶并硇砂，以水煮令胶消，用之和白面500克，薄作饼子曝干，捣筛为末，再入绿豆面200克，约相合令匀，常用洗手面。

【功效】

此方可令面光润洁白，防皱。

青木香等耐老去皱

【配方】

青木香、零陵香、白附子、白蜡、川芎、白芷、香附子各60克，茯苓、甘粉各30克，羊髓(炼之)150克。

【用法】

将10味，酒水各250毫升，渍药经宿，煎三上三下，候酒水气尽，膏成去渣，收贮使用，涂面作妆。

【功效】

此方祛风寒令，面光悦、耐老去皱、面黯皆落。

大猪蹄舒减皱纹防冻抗裂

【配方】

大猪蹄1具。

【用法】

收拾干净，放入锅中，然后加水及清浆水(由粟米加工而成)，不要太满，用小火炖煮，等到皮酥骨烂，滤去杂质即成。白天用此胶浆洗面，晚上用此胶浆调和澡豆，涂在面上，第二天早晨用浆水洗去，连续使用。

【功效】

此方能使皱纹舒减、面色光润，并有防冻抗裂作用。

丝瓜美容抗皱

【配方】

丝瓜。

【用法】

在丝瓜收获后，于10月份采水。采水前夕，往根部多浇些水，将丝瓜茎距地面60厘米处切断，使之弯曲，切口向下，把丝瓜茎插入容量为1.8升的玻璃瓶内。瓶口用薄铝片包起来，在铝片里塞上脱脂棉，然后把瓶子下半部埋在土中，经一夜间就能流满一瓶丝瓜水，用纱布过滤后加入少量甘油、硼酸和酒精即成，亦可用50毫升酒精对2克安息香酸，待溶解后，把此溶液倒入1 000毫升丝瓜水里，再放进30克甘油。每天早晨用纱布蘸丝瓜水擦脸。

【功效】

此方有美容抗皱功效。

形色青主寒痛，面色泽气血充。

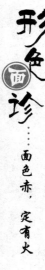

鲜芦笋等抗皱增白

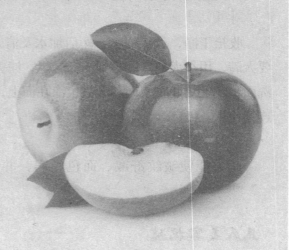

【配方】

鲜芦笋1枝，苹果、胡萝卜、芹菜各100克，柠檬汁20克。

【用法】

芦笋、胡萝卜、苹果、芹菜洗净，切碎，榨汁去渣与柠檬汁混合搅拌匀。

【功效】

此方容颜养肤，抗皱增白。

抗衰防老方

自古以来，人们都希望健康，更渴望长寿，甚至采取神秘的法术，但结果却是徒劳无益的。从现代的科学水平和人类物质文化生活水平来看，要使人类寿命普遍延长，是有可能的，关键在于抗衰老。正如美国国立老年研究所所长格留利其所说，"迄今为止，我们最大的努力，在于对衰老过程有更好的了解，这种努力将不可避免地产生一些新技术，它必能大大延长人的平均寿命。"

山药等可益脾补肾

【配方】

山药15克，黑芝麻120克，冰糖125克，粳米60克，牛奶适量。

【用法】

粳米淘净，浸泡1小时捞出滤干，山药切细，芝麻炒香。三料同置盘中，加清水、牛奶拌匀，磨碎后滤出细茸，然后倒入锅内，用文火煮沸，调入冰糖，不断搅拌成糊。每服2汤匙，日2次。

【功效】

此方益脾补肾、润肠滋燥，适用于动脉硬化、体弱多病、须发早白、便秘，老年人常服，可滋补身体、抵御衰老。

枸杞等可补肝肾

【配方】

枸杞520克，白酒500克。

【用法】

将枸杞洗净，放入瓶中，注入白酒，加盖密封，置阴凉干燥处，每3日摇动1次，15日后饮用。每服10～30毫升，或根据个人酒量适情酌饮，不宜过量，每日2次。

【功效】

此方补肝肾，适用于肝肾精亏证和早衰早老。

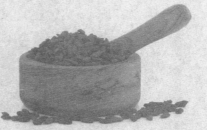

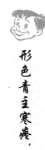

形色青主寒痛，面色泽气血充。

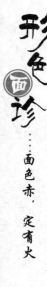
延年益寿方

　　由于生命只有一次，因此，长期以来，人们都渴望着延年益寿，这是许多人梦寐以求的美好愿望，并为此作出了孜孜不倦的努力。延年益寿的方法很多，除了摄生养性，保健运动和饮食调养外，服用一些能够延年益寿的药物，也是一个重要的方面。

熟地黄等可延年益寿

　　【配方】

　　熟地黄、生地黄、天门冬(去心)、麦门冬（去心）各50克，人参25克。

　　【用法】

　　5味为细末，炼蜜为丸，如梧桐子大，每服50丸，空腹温酒盐汤送下。

　　【功效】

　　服本方十日明目，二十日不渴，自此可致长生也。

甘菊花等可益精血延年

【配方】

甘菊花、麦门冬(去心焙)、枸杞子(焙)、白术、人参、白茯苓、远志、菖蒲(后上药)、桂(去皮)各300克。

【用法】

捣罗为粗末，取春采生地黄25千克绞取汁，同药末于银器内，遂旋入地黄汁，微炒，候入地黄汁焙干，再捣为末，炼蜜和丸，更入酥少许，同捣三千下，丸如梧桐子大；每服空心食前，黄酒下20丸，渐加至50丸、复渐减至20丸，同汤复始，治五脏虚损，兼实脏腑，变白反黑，满骨髓。

【功效】

此方令风邪不能侵，久服除百病，益精血延年却老。

安神助眠方

人的一生，大约有1/3的时间是在睡眠中度过的。睡眠是人体的生理需要，也是维持身体健康的重要手段。它的保健作用大致有四种：促进生长发育；保护大脑；消除疲劳，恢复体力；增强免疫力。然而有一些人却经常夜不成寐，或难以入睡，或睡而易醒，往往伴有头昏、头晕、健忘、倦怠等症状，严重影响了工作与学习。

失眠之证，常由五脏功能失调所引起，其中尤以心、肝、肾三脏为主。由于原因不同而有虚实之别。虚火内扰，心肾不交，则表现为惊悸、

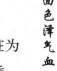

形色青主寒疼，面色泽气血充。

神疲、健忘、虚烦不眠等多为虚证；若外受惊恐或肝郁化火、肺热扰心、心神不宁，则见烦热、惊恐、夜不得眠等多为实证。前者当用滋养安神之品，后者则以清肺平肝之品调之。

传统安神助眠保健方以补益为主。常用的食物有莲子、大枣、酸枣、百合、龙眼、山药、鹌鹑、牡蛎肉、黄花鱼以及动物心脏等。睡眠改善后，可以使大脑疲劳易于恢复，有利于学习记忆。从这点来讲，安神之品也有一定的益智作用。

百合、糯米、冰糖治安神助眠方

【配方】

鲜百合30克，糯米50克，冰糖适量。

【用法】

将百合剥成瓣，洗净，糯米如常法煮粥，米将熟时加入百合煮至粥成，入冰糖调味，如无鲜百合可以用干百合10克代之，直接与米同煮为粥。每日2次，早晚温热服食。

【功效】

其性味甘平，具有补中润肺，清心安神功效。

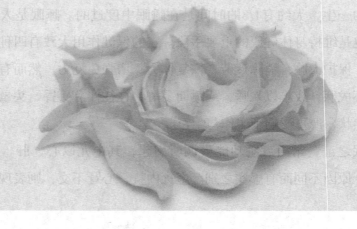

安神助眠方

晶体发生部分或全部混浊，出现视力障碍称为白内障。中医称本病为"圆翳内障"、"如银内障"。多因肝肾两亏、脾胃虚弱、运化失职、精气不能上荣或因肝胆风热上壅所致。临床上分老年性、先天性、外伤性、并发性和代谢性等类型，其中以老年性白内障最为常见。治宜益精养血，养肝健脾，明目退翳。

人参、白术、茯苓等治老年性白内障

【配方】

人参、白术各6克，茯苓18克，甘草3克，黄芪15克，山药15克。

【用法】

水煎服，每日2次。

【功效】

补益肝肾。适用于老年白内障。

石决明等治老年性白内障

【配方】

石决明100克，细辛20克，山药、茺蔚子、人参、车前子、柏子仁各50克。

【用法】

上药共研为细末，炼蜜为丸重15克，每次服1丸，每日2次。

【功效】

清热平肝。适用于口苦、咽干、尿黄之白内障。

形色青主寒凑，面色泽气血充。

黄精、珍珠母等治白内障

【配方】

黄精15克，珍珠母18克，菊花3克，枸杞子、陈皮各9克，红糖适量。

【用法】

水煎服，每日2次。

【功效】

补益肝肾，明目。用于老年性白内障。

生地、茯苓等治老年性白内障

【配方】

生地、熟地、茯苓、山药各12克，泽泻6克，石决明24克，珍珠母20克，山萸肉、枸杞子各10克。

【用法】

水煎服，每日2次。

【功效】

补益肝肾。适用于老年性白内障。

洁齿白牙方

　　洁齿白牙方是指具有使牙齿洁白莹净作用的一类方剂。其作用机制为祛风清热、芳香避秽、洁齿涤垢。

　　使用洁齿白牙方时，应经常漱口、刷牙，保持口腔清洁卫生，并积极治疗牙齿及口腔各种疾患。避免大量吸烟、饮酒、喝茶、食糖等。

盐杏仁结齿防龋

【配方】

盐120克（烧过），杏仁30构（汤浸去皮尖）。

【用法】

将药研成膏、每用揩齿。

【功效】

使牙齿白净，防龋。

茶叶漱口爽口洁齿

【配方】

茶叶（红、绿、花茶均可）。

【用法】

开水冲泡，以浓为佳。漱口。

【功效】

去油污，爽口腔，除杂滓。可使口腔清爽，提神醒脑。

形色青主寒痛，面色泽气血充。

陈醋除牙垢、牙结石

【配方】

老陈醋1瓶。

【用法】

每晚刷牙前，含半口食醋，让醋在口腔里蠕动2～3分钟，然后吐出，再用牙刷刷牙（不用牙膏），最后用清水漱净。一般2～3天见效，最多进行8次，即可除去牙垢、牙结石。

【功效】

除牙垢牙结石。

升麻等洁齿白牙

【配方】

升麻15克，白芷、藁本、细辛、沉香各1克，寒水石（研）2克。

【用法】

上件捣筛，每朝杨柳枝咬头软，点取药措齿。

【功效】

令齿香而光洁。

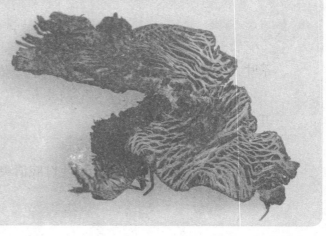

生眉扶睫

生眉扶睫方是指具有生长眉毛、扶立睫毛作用的一类方子。本法通过养血泽毛，益肾滋阴活血祛风，补肺健脾等途径，促使眉毛睫毛生长旺盛，并可治疗眉毛脱落、防止睫毛倒伏。

蔓荆子可生眉

【配方】

蔓荆子(微炒)12克。

【用法】

将药捣筛为末，以醋和，每夜涂之。

【功效】

此方可生眉。

雄黄末治眉毛落不生

【配方】

雄黄末30克。

【用法】

将药用食醋调成稀糊状后，均匀地涂于眉骨上，可使眉毛再生而黑亮，每日夜睡时涂，次晨洗去。

【功效】

此方治眉毛落不生。

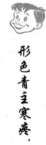

形色青主寒痛，面色泽气血充。

生姜等治眉毛落不生

【配方】

生姜、半夏适量。

【用法】

用半夏为末，麻油调，先用生姜擦3次，然后用上药涂之。

【功效】

此方治眉毛落不生。

莲子草可生眉毛

【配方】

莲子草(旱莲草)若干。

【用法】

捣烂取汁、磨生铁涂之，以手指揩摩，令药气透内，1日可涂2～3次。

【功效】

此方可生眉毛。

柏叶等可促新眉生长

【配方】

柏叶(切)500克，附子(去皮、脐、生用)60克。

【用法】

2药为末，以猪脂和做20丸，每日1丸，在米泔水中化开，洗眉部。

【功效】

连续10日可促新眉生长，余药绵裹，密藏之，无令泄气，以备自用。

松脂等可生眉

【配方】

松脂、附子(去皮、脐、生用)各60克，蔓荆子250克。

【用法】

上药为末，以乌鸡脂和，盛于瓷器中，密封，于屋北阴干，百日药成。细研以马鬐音和，薄涂于眉发鬐不生处，勿令近面，治眉发鬐不生。

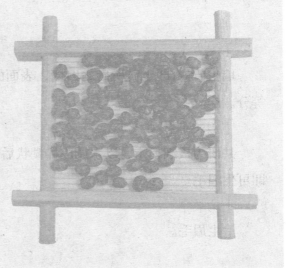

【功效】

此方可生眉。

形色青主寒瘀，面色泽气血充。

松叶等治血虚风热所致眉发须不生

【配方】

松叶、莲子草、马鬃膏(炼成膏者)、韭根各250克，蔓荆子60克，防风(去芦头)、白芷各30克，辛夷仁、川升麻、盐、川芎、独活、桑寄生、藿香、沉香、零陵香各15克。

【用法】

药细切，先以桑根白皮500克，水8升，煮取5升，过滤去滓，盛于瓷器中。每日3~5次，外涂局部。

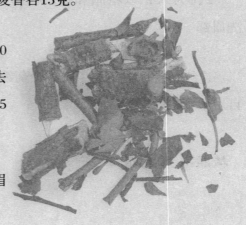

【功效】

此方主治血虚风热所致眉发须不生。

墙上青衣可生眉毛

【配方】

墙上青衣(即土砖所砌之旧墙，表面的黑光)，生铁衣(即铁锈)各等分。

【用法】

共研为极细粉末，以水调成稀糊状后，均匀地涂于眉骨上，数次即可生眉毛。

【功效】

治生眉毛。

乌麻花使眉毛生出

【配方】

乌麻花(即黑芝麻花)，不拘多少。

【用法】

农历七月收乌麻花，阴干，研为细末，用生乌麻油浸泡2日后，涂于眉骨上，每日涂1次。

【功效】

此方可使眉毛生出。

黄芪等可治卷毛倒睫

【配方】

黄芪、葛根、防风、甘草各300克，当归、白芍各225克，蔓荆子450克，黄芩150克，细辛60克。

【用法】

药共为细末，炼蜜为丸，每服6克，日3～5次，用白开水送下。

【功效】

此方为扶睫丸，功能养血疏风，起立睫毛，可治疗

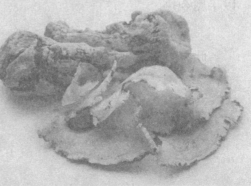

卷毛倒睫，昏暗不明等多种目疾，但在服用时要注意忌食烟、酒、葱、蒜、萝卜、胡椒、羊肉汤等。

形色青主寒痰，面色泽气血充。

芝麻油可助睫生长

【配方】

芝麻油适量。

【用法】

取新压制之芝麻油，每晚涂在眼睫毛上。

【功效】

此方可助睫生长，使睫毛修长而自然弯曲。

垂柳叶治眉毛痒落

【配方】

垂柳叶若干。

【用法】

将其阴干，捣筛为末，每以生姜汁于生铁器中调，夜间涂之，渐以手摩令热。

【功效】

此方治眉毛痒落。

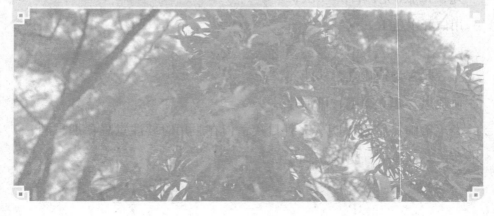